Claudia Hachul | Melanie Bauckmann

Late Talker – Späte Sprecher
Wenn zweijährige Kinder noch nicht sprechen

Ein Ratgeber für Eltern
sowie Sprachtherapeut:innen,
Ärzt:innen und Erzieher:innen

AF202422

RATGEBER

für Angehörige, Betroffene und Fachleute

Claudia Hachul | Melanie Bauckmann

Late Talker – Späte Sprecher

Wenn zweijährige Kinder noch nicht sprechen

Ein Ratgeber für Eltern
sowie Sprachtherapeut:innen,
Ärzt:innen und Erzieher:innen

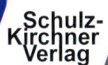

Schulz-
Kirchner
Verlag

Bibliografische Information der Deutschen Nationalbibliothek
Die Deutsche Nationalbibliothek verzeichnet diese Publikation in der Deutschen
Nationalbibliografie; detaillierte bibliografische Daten sind im Internet über
http://dnb.d-nb.de abrufbar.

Besuchen Sie uns im Internet: www.skvshop.de

4., überarb. Auflage 2023
3., überarb. Auflage 2020
2., überarb. Auflage 2013
1. Auflage 2011
ISBN   978-3-8248-0859-5
eISBN   978-3-8248-0820-5
Alle Rechte vorbehalten
© Schulz-Kirchner Verlag GmbH, 2023
Mollweg 2, D-65510 Idstein
Vertretungsberechtigter Geschäftsführer:
Dr. Ullrich Schulz-Kirchner, Martina Schulz-Kirchner
Umschlagfoto: © ChantalS – www.fotolia.com
Zeichnungen im Innenteil: Andreas Mühlhaus
Lektorat: Doris Zimmermann
Fachlektorat: Prof. Dr. Claudia Iven
Umschlagentwurf und Layout: Petra Jeck, Susanne Koch
Druck und Bindung:
Plump Druck & Medien, Rolandsecker Weg 33, 53619 Rheinbreitbach
Printed in Germany

| Inhalt

Vorwort zur Reihe 7

Vorwort zum Ratgeber 9

Die frühe Sprachentwicklung 12
Vorsprachliche Fähigkeiten 12
    Hören und Sprachverstehen 12
    Aktive Sprache 12
Sprachentwicklung vom ersten bis zum zweiten Geburtstag 13
    Sprachverstehen 13
    Aktive Sprache 14
Sprachentwicklung ab dem dritten Lebensjahr 16
Zusammenfassung 16

Late Talker – Späte Sprecher 17
Spricht mein Kind genug? – Wortschatzumfang 17
Weiterentwicklung von Late Talkern 20
    Sprachentwicklungsstörungen 21
    Sprachauffälligkeiten 25
Ursachen des späten Sprechbeginns 26
Zusammenfassung 27

Sprachförderliches Verhalten im Alltag 28
Allgemeine Tipps 28
Gemeinsame Aufmerksamkeit 29
Fokussierte Benennung 32
Gespräch 34
Routinen 35
Zurückhalten 37
Fragen stellen 38
Frageformen und ihre Antworten 39
Äußerungen erweitern 42
Korrektives Feedback 43
Bilderbücher 45
Zusammenfassung 47

Sprachtherapeutische Frühintervention für Late Talker 48
Wie läuft eine Sprachdiagnostik ab? 50
    Kommunikationsverhalten 50
    Symbolische Fähigkeiten. 51
    Sprachverstehen 52
    Sprachproduktion. 52
Was ist wichtig in einer Elternberatung? 53
Monitoring/Beobachtendes Abwarten – Watchful Waiting 55
Elterntraining zur frühen Sprachförderung 55
Sprachtherapie für Late Talker. 56
Sprachförderung für Zweijährige in der Kinderkrippe und
im Kindergarten. 57
Zusammenfassung 58

Links und weitere Informationen 59
Diagnostik 59
Frühintervention/Sprachtherapie/Logopädie 59

Literatur 60

| Vorwort zur Reihe

Die Ratgeber für „Angehörige, Betroffene und Fachleute" vermitteln kurz und prägnant grundlegende Kenntnisse auf wissenschaftlicher Basis und geben Hilfestellungen zu ausgewählten Themen aus der Medizin, der Sprach- und der Ergotherapie. Die Autor(inn)en der Reihe sind ausgewiesene Fachleute mit langjähriger Erfahrung in Diagnostik, Therapie, Beratung und Lehre.

Braucht ein Kind, das noch wenig spricht, einfach nur etwas länger als seine Altersgenossen oder zeigt sich hier bereits ein Entwicklungsproblem? Die Ergebnisse aus Baby-Laboren und der Sprachentwicklungs-Forschung der letzten Jahre haben unser Wissen über die Schritte und Abläufe des frühen Spracherwerbs enorm erweitert, sodass wir heute ziemlich verlässliche Eckpunkte für normale und abweichende Entwicklungen kennen. Der vorliegende Ratgeber stellt Eltern und interessierten Fachleuten diese aktuellen Erkenntnisse in verständlicher und praxisnaher Form vor.

Neben diesen aktuellen wissenschaftlichen Grundlagen nennen die Autorinnen viele in der Praxis erprobte Beispiele dafür, mit welchen Spiel- und Sprechangeboten man den Spracherwerb im Alltag unterstützen kann, und sie geben Informationen dazu, ab wann sprachtherapeutische Spezialisten hinzuzuziehen sind.

Mit dem vorliegenden Band erhalten Eltern kompakte Hilfestellungen für angemessenes Handeln, sodass sie sicher sein können, nicht zu viel zu früh zu erwarten, aber auch nicht zu spät aktiv geworden zu sein. Die Autorinnen geben eine ausgesprochen alltagsnahe Zusammenstellung der Entscheidungshilfen und Fördermaßnahmen, die hoffentlich vielen Eltern zugutekommt.

Dr. Claudia Iven

| Vorwort zum Ratgeber

Liebe Eltern, liebe Erziehungsberechtigte!

das erste Wort eines Kindes ist ein freudiges Ereignis für die Familie. In der Regel sprechen Kinder mit ungefähr einem Jahr ihr erstes Wort. Danach wächst der Wortschatz schnell an. Mit zwei Jahren sprechen die meisten Kinder kleine Sätze.

Die frühe Sprachentwicklung zwischen dem ersten und dem dritten Geburtstag verläuft jedoch sehr unterschiedlich. Ungefähr 10 % bis 20 % der gesunden Ein- bis Dreijährigen zeigen eine deutlich verlangsamte Sprachentwicklung. Diese Kinder sprechen ihre ersten Wörter erst lange Zeit nach ihrem ersten Geburtstag. Mit zwei Jahren verständigen sie sich mehr durch Gestik, Mimik und durch Laute als mit Wörtern. Diese späten Sprecher werden auch im Deutschen als „Late Talker" (wörtliche Übersetzung: späte Sprecher) oder auch als „Late-Talker-Kinder" bezeichnet, wenn keine medizinischen Ursachen (z. B. eine Hörbeeinträchtigung) für die langsame Sprachentwicklung gefunden werden.

Vermuten Sie, dass Ihr Kind zur Gruppe der Late Talker gehört? Wahrscheinlich haben Sie auch schon Aussagen gehört wie: „Das wächst sich schon noch aus." oder „Jeder hat bis jetzt sprechen gelernt." oder „Jungen brauchen eben etwas länger als Mädchen zum Sprechen." Ebenso hört man aber auch besorgte Stimmen wie: „Das Kind spricht nicht, da muss man doch etwas tun." Oder Sie merken selbst, dass sich die Kommunikation mit Ihrem Late-Talker-Kind mühsam und nicht wie selbstverständlich gestaltet. Vielleicht haben Sie Angst, dass Ihr Kind nie oder nie richtig sprechen lernt. Auch viele Kinder sind manchmal frustriert, traurig oder wütend bis hin zu Schrei- und Trotzanfällen, wenn sie etwas nicht so sagen können, wie sie es gerne möchten. Ein besorgter Vater äußert sich wie folgt: „Ich mache mir Sorgen, dass aufgrund seiner Sprachdefizite eine soziale Ausgrenzung seitens seines Umfeldes außerhalb seiner Familie entstehen könnte." (Krenz & Schlesiger, 2010, S. 175). Andererseits brauchen viele Zweijährige auch gar kein Wort zu sagen, damit ihre Wünsche erfüllt werden. Vielleicht sind Late Talker einfach nur zu faul und wollen nicht sprechen?

Die Ursache des späten Sprechbeginns ist weder „Faulheit" des Kindes noch das familiäre Umfeld oder das elterliche Erziehungsverhalten. Auch das elterliche Sprachvorbild ist nicht die Ursache für einen späten Sprechbeginn. Allerdings können ein gutes Sprachvorbild und ein positiv unterstützendes Erziehungsverhalten dazu beitragen, das Sprechenlernen zu vereinfachen. Insgesamt trägt eine Reihe von Faktoren dazu bei, ob ein Kind langsamer als andere Kinder sprechen lernt. Dieser späte Sprechbeginn kann in einigen Fällen das erste Symptom einer Sprachentwicklungsstörung sein. In anderen Fällen ist der späte Sprechbeginn eine Variante im Rahmen der normalen Sprachentwicklung.

Es gibt viele Möglichkeiten, späte Sprecher und ihre Familien gut zu unterstützen, damit sich aus dem schwierigen Sprachlern-Start später im Kindergarten und in der Schule keine Sprachprobleme entwickeln. Mit diesem Buch wollen wir Ihnen Informationen und Hilfen an die Hand geben, damit Sie sicher sein können, im Falle Ihres Late-Talker-Kindes richtig zu handeln, nichts zu verpassen, aber auch nicht unnötig und übereilt tätig zu werden. Für Sie haben wir wissenschaftliche Grundlagen und die Erfahrungen aus unserer langjährigen Arbeit mit Late Talkern und ihren Familien zusammengetragen.

Unser Dank gilt dabei ganz besonders den Familien, die im Late-Talker-Forschungsprojekt des Sprachtherapeutischen Ambulatoriums im Zentrum für Beratung und Therapie der Technischen Universität Dortmund mitgewirkt haben und nach wie vor mitwirken. Eine betroffene Mutter meint: „Ich würde mir wünschen, dass es mehr Anlaufstellen für Eltern gäbe […]. Meiner Meinung nach wird man von den Kinderärzten zu lange vertröstet." (Krenz & Schlesiger, 2010, S. 180).

Im Kapitel *Die frühe Sprachentwicklung* erhalten Sie zunächst Informationen zur Sprach-entwicklung im Allgemeinen und im Kapitel *Late Talker – Späte Sprecher* betrachten wir die Entwicklung von Late Talkern genauer. Sie erhalten Hinweise darauf, was auf einen eher günstigen Verlauf der Sprachentwicklung oder aber auf eine eher ungünstige Prognose hindeutet. Sie erfahren, wie sich späte Sprecher weiterentwickeln, im Kindergarten und in der Schule bis hin ins frühe Erwachsenenalter. Das Kapitel *Sprachförderliches Verhal-ten im Alltag* enthält Ratschläge und Beispiele dafür, wie Sie sich gegenüber Ihrem Late Talker im Alltag sprachförderlich verhalten. Die Tipps sind mit Bildern illustriert. Hier-für bedanken wir uns ganz herzlich bei unserem Zeichner Andreas Mühlhaus. Falls für Ihr Kind sprachtherapeutische Frühintervention notwendig sein sollte, erfahren Sie im Kapitel *Sprachtherapeutische Frühintervention für Late Talker*, welche Maßnahmen Sie in Anspruch nehmen können. Ansprechpersonen sind im Adressteil im Anhang aufgeführt.

In erster Linie richtet sich dieser Ratgeber an Eltern und Erziehungsberechtigte. Aber auch weitere Betreuungspersonen von Kleinkindern wie Erzieherinnen und Erzieher oder Tagesmütter und Tagesväter finden in diesem Ratgeber interessante Tipps zur alltäg-lichen Sprachförderung für Kleinkinder. Fachpersonen für die kindliche Entwicklung und für die Sprachentwicklung, also Kinderärzt:innen und Sprachtherapeut:innen, können diesen Ratgeber als Grundlage für die Elterninformation und Elternberatung nutzen, wenn Familien mit Late Talkern sich an sie wenden.

Der Beruf der Sprachtherapie wird von verschiedenen Berufsgruppen ausgeübt, hierzu gehören z. B. Logopädie, Sprachheilpädagogik, Klinische Linguistik, Patholinguistik und Klinische Sprechwissenschaft. Als umfassender Oberbegriff gilt in den folgenden Ausführungen die Bezeichnung Sprachtherapie.

Wir wünschen allen Familien mit Late-Talker-Kindern alles Gute und viel Erfolg auf dem Weg zur Sprache!

| Die frühe Sprachentwicklung

Die frühe Kindheit umfasst die ersten drei Lebensjahre eines Kindes. Die Sprachentwicklung beginnt sogar noch früher, nämlich bereits vor der Geburt. Hier in diesem Kapitel erfahren Sie, welche erstaunlichen sprachlichen Fähigkeiten Kinder schon während der Schwangerschaft und dann in den ersten drei Lebensjahren besitzen.

Die Altersangaben sind Durchschnittswerte. Viele Kinder entwickeln die angegebenen Fähigkeiten bereits früher und viele Kinder erst später, das ist völlig normal. Ob Ihr Kind tatsächlich ein später Sprecher – also ein sogenannter Late Talker – ist und eventuell sprachliche Förderung braucht, erfahren Sie im Kapitel *Late Talker – Späte Sprecher*. Vor dem zweiten Geburtstag ist es schwierig, eine Sprachentwicklungsverzögerung zu erkennen. Wir weisen Sie auf wichtige sprachliche Lernschritte in den ersten beiden Lebensjahren hin und zeigen auf, wann Sie fachlichen Rat einholen sollten.

Vorsprachliche Fähigkeiten

Hören und Sprachverstehen
Das Hören entwickelt sich bereits im fünften oder sechsten Monat der Schwangerschaft.

In den ersten Monaten versteht Ihr Baby noch nicht genau, was gesagt wird. Aber schon jetzt gilt: „Der Ton macht die Musik.". An Ihrer Sprachmelodie erkennt Ihr Kind genau, wie Sie etwas sagen, also ob Sie liebevoll, eher neutral oder unzufrieden sind. Später reagiert Ihr Kind dann auch auf bestimmte Wörter, z. B. auf den eigenen Namen. Reagiert Ihr Kind nicht auf Ansprache, so könnte dies auch ein Hinweis auf eine Hörstörung sein. Holen Sie in diesem Fall ärztlichen Rat ein.

In der zweiten Hälfte des ersten Lebensjahres reagieren Kinder dann zunehmend auf Schlüsselwörter in bekannten Situationen. So können sie bestimmte Bilder, Gegenstände oder auch Gesten auf Aufforderung zeigen.

Aktive Sprache
Die aktive Kommunikation zwischen einem Baby und seinen Bezugspersonen beginnt bereits während der letzten Monate der Schwangerschaft. Das Baby spürt, wenn die Eltern zu ihm sprechen. Ab dem ersten Lebenstag ist die Kommunikation dann direkt beobachtbar. Schon das erste Schreien ist ein Ausdruck von Bedürfnissen wie Nähe, Es-

sen oder Schlafen. Mit drei Monaten nimmt Ihr Baby bereits gezielten Blickkontakt auf. Es experimentiert mit seiner Stimme, dies bezeichnet man als „Gurren". Ungefähr mit sechs Monaten ist das Baby in der Lage, der Blickrichtung des Kommunikationspartners zu folgen und es entwickeln sich Dialoge. Ihr Baby beteiligt sich aktiv, indem es Laute wie *ooo, aaa, mmm, fff* oder *bää* nachahmt.

Sobald Sie in der zweiten Hälfte des ersten Lebensjahres bemerken, dass Ihr Kind nicht einfach nur Töne, sondern Silben lautiert, hat Ihr Kind die sogenannte Lallphase erreicht. Die Lallsilben ähneln bereits der Muttersprache. Deutschsprachig aufwachsende Kinder produzieren also z. B. Silbenketten wie *memem, gagaga* oder *deidei*. Bis zum ersten „Mama" und „Papa" ist es nun nicht mehr weit! Die Lallphase ist dadurch gekennzeichnet, dass das Kind abwechselnd Konsonanten (Mitlaute) wie *g, b, m, p* und Vokale (Selbstlaute) wie *a, e, i, o, u* lautiert und diese zu langen Lall- oder Silbenketten aneinanderreiht. Zuerst benutzt das Kind immer ähnliche Laute, also *gaga* oder *bababa*. Später nutzt es auch verschiedene Laute, z. B. *gaba* oder Ähnliches.

Ab ungefähr neun Monaten kann Ihr Kind dann schon ganz deutlich mitteilen, was es möchte. Es beginnt mit der ausgestreckten Hand etwas zu zeigen, weil der Gegenstand interessant ist oder weil es den Gegenstand haben möchte. Der Blick Ihres Kindes wechselt dann hin und her zwischen Ihnen und dem Gegenstand. So kann Ihr Kind bereits vor dem ersten Wort schon sehr gezielt kommunizieren.

Lassen Sie sich von Ihrer Kinderärztin/Ihrem Kinderarzt oder einer Sprachtherapeutin/ einem Sprachtherapeuten beraten, wenn Ihr Kind mit 10 bis 12 Monaten auf (leise) Ansprache nicht reagiert, sich Geräuschen nicht zuwendet oder sich die Lautproduktion deutlich verringert. Dies könnte auf eine Hörstörung hindeuten. Holen Sie sich ebenfalls fachliche Beratung, wenn Ihr Kind mit 12 Monaten keine Silben hintereinander produziert (z. B. *gagaga* oder *gabara* und es durch Gestik oder Blickkontakt noch nicht deutlich macht, dass es etwas interessant findet oder haben möchte.

Sprachentwicklung vom ersten bis zum zweiten Geburtstag

Sprachverstehen
Im zweiten Lebensjahr machen Kinder sprachlich enorme Fortschritte. Zunächst geht das ganz langsam, indem sie ihren passiven Wortschatz aufbauen. Sie lernen ungefähr

drei bis fünf neue Wörter pro Woche, können auf einige Körperteile zeigen und verstehen einfache Aufforderungen oder Fragen, wie z. B. „Wo ist der Ball?".

Unsere Vorstellungsfähigkeit ermöglicht es, dass wir an etwas denken, obwohl es in der jeweiligen Situation gerade nicht vorhanden ist. Wir können uns z. B. einen leckeren Kakao vorstellen, obwohl der Tisch vor uns gerade leer ist. Wir können uns sogar vorstellen, wie wir den Kakao trinken, obwohl wir gerade etwas völlig anderes tun. Diese Vorstellungs-fähigkeiten entwickeln Kinder schon im ersten Lebensjahr. Ab dem zweiten Lebensjahr werden sie durch symbolische Tätigkeiten beobachtbar. Im symbolischen Spiel tun die Kinder so, als ob sie z. B. die Puppe füttern oder das Spielzeugauto reparieren, obwohl die Puppe nicht wirklich etwas isst und das Spielzeugauto häufig auch gar nicht kaputt ist. Beides sind symbolische Handlungen, in denen das Kind „so tut, als ob" die Puppe gefüttert und das Spielzeugauto repariert werden müssten.

Wörter sind auch Symbole. Wir können „Kakao" sagen, obwohl kein Kakao vorrätig ist. Und wir verstehen jemanden, der „Kakao" sagt, auch wenn wir keinen Kakao sehen oder schmecken. Das Wort steht als Symbol und erweckt unsere Vorstellungskraft von dem, wofür das Symbol steht. Diese Vorstellungskraft, auch Symbolisierungsfähigkeit genannt, entwickeln Kinder im zweiten Lebensjahr. Sie können z. B. eine Aufforderung befolgen, etwas aus einem anderen Zimmer zu holen, obwohl sie den Gegenstand nicht sehen, sondern sich ihn zuerst vorstellen müssen, um ihn zu suchen und zu bringen.

Aktive Sprache
Die ersten Wörter sind noch nicht symbolisch, werden also noch nicht situationsunab-hängig, sondern nur in bekannten Situationen verwendet. Diese Wörter bezeichnen wir auch als Protowörter. Erst allmählich benutzen Kleinkinder Protowörter auch symbolisch.

Protowörter äußert das Kind immer nur dann, wenn es den Gegenstand oder das Ereignis sieht, hört oder anderweitig wahrnimmt. Protowörter sind also ganz eng an die jeweilige Situation gebunden. Lautlich sind Protowörter sehr einfach aufgebaut, sie bestehen nur aus einer oder zwei Silben mit einfachen Lauten.
Bei Ihrem Kind können Sie vielleicht auch den zu eng gefassten Gebrauch (Untergenera-lisierung) oder aber auch den zu weit gefassten Gebrauch (Übergeneralisierung) einiger erster Wörter beobachten. So kann z. B. nur der eigene Teddybär beim Zubettgehen als „Bär" bezeichnet werden, nicht aber andere Teddybären oder gar Bilder von echten Bä-ren. Dies ist ein Beispiel für den Gebrauch eines Protowortes, das noch sehr eng an die Situation gebunden ist. Viele Kinder nennen am Anfang nicht nur Hunde, sondern auch andere Tiere „Wauwau", sie übergeneralisieren also den Begriff. Manchmal werden eine

Zeit lang auch verschiedene Menschen mit etwas Ähnlichem wie „Mama" bezeichnet, bevor man deutlich die Unterschiede zwischen „Mama", „Oma", „Papa", „Opa", „Mann" oder „Frau" hören kann. Protowörter, Unter- und Übergeneralisierungen sind völlig normale und sehr interessante Phänomene des frühen Spracherwerbs. Kinder lernen zuerst globale Begriffe, bevor sie Details benennen und verstehen.

In der Sprachproduktion lassen sich im zweiten Lebensjahr deutliche Fortschritte beobachten. Das erste Wort um den ersten Geburtstag erfüllt die Eltern mit Freude und Stolz. Das Kind lernt jede Woche ein paar Wörter hinzu. Das geht zunächst sehr langsam und die Wörter hören sich nicht so an wie bei Erwachsenen. Das ist völlig normal.

Ab ungefähr 18 Monaten beginnen einige Kinder (nicht alle), Dinge, die Erwachsene sagen, zu imitieren. Dann lernen Kinder immer mehr neue Wörter und der aktive Wortschatz wächst rasch an, manchmal kann man eine richtige „Wortschatzexplosion" beobachten. Zu diesem Zeitpunkt beginnen die meisten deutschsprachigen Kinder auch damit, zwei Wörter hintereinander zu verwenden. Die Kinder bilden erste kleine Zweiwortsätze wie z. B. „Mama komm" oder „Papa auch" oder „Auto da". Spätestens jetzt interessiert sich Ihr Kind auch für Bilderbücher.

Tipps zum Vorlesen und für gute Bilderbücher für ein- und zweijährige Kinder finden Sie z. B. online bei der Stiftung Lesen (www.stiftunglesen.de). Sie können auch in Ihre örtliche Bücherei/Bibliothek gehen und sich beraten lassen. Dort können Sie auch Bilderbücher ohne Text oder mehrsprachige Bilderbücher direkt kostenfrei ausleihen.

Die Äußerung von ersten kleinen Sätzen kann bei Kindern, die nicht Deutsch als Erstsprache lernen, anders verlaufen und hängt von der jeweiligen Muttersprache ab. Auch bei Kindern, die simultan zweisprachig aufwachsen, also in deren Umgebung Deutsch und eine andere Sprache (manchmal sogar mehrere andere Sprachen) gesprochen wird, kann es zu leichten Abweichungen im Vergleich zu einsprachig aufwachsenden Kindern kommen.

Lassen Sie sich von Ihrer Kinderärztin/Ihrem Kinderarzt oder einer Sprachtherapeutin/ einem Sprachtherapeuten beraten, wenn Ihr Kind mit 24 Monaten unabhängig von der/den Umgebungssprache/n weniger als 50 Wörter spricht. Falls der späte Sprechbeginn nicht auf eine Hörstörung, eine Körperbehinderung oder eine geistige Entwicklungsverzögerung zurückgeführt werden kann, gehört Ihr Kind zu den späten Sprechern, also den Late Talkern. Erste Informationen für den richtigen Umgang mit Late Talkern bekommen Sie in den nachfolgenden Kapiteln.

Sprachentwicklung ab dem dritten Lebensjahr

Mit den ersten 50 Wörtern und den ersten Zweiwortsätzen hat Ihr Kind wichtige Meilensteine der Sprachentwicklung erreicht. Bei deutschsprachigen Kindern verlängern sich in der Folge zunehmend die Sätze. Es treten Drei- bis Vierwortsätze auf. Die Grammatik entspricht noch nicht der Schulgrammatik der Erwachsenen (z. B. „Papa nach Hause kommen." statt „Papa kommt nach Hause.") und auch die Aussprache weicht noch von der normalen Aussprache der Wörter ab (z. B. „Sere" statt „Schere"). Mit vier Jahren beherrschen Kinder in der Regel die Grundstrukturen des Satzbaus und die wichtigsten Laute.

Lassen Sie sich von Ihrer Kinderärztin/Ihrem Kinderarzt oder einer Sprachtherapeutin/ einem Sprachtherapeuten beraten, wenn Ihr Kind mit drei Jahren nach wie vor nur wenig oder sehr undeutlich und schwer verständlich spricht. Fachliche Beratung bzw. eine Sprachtherapie ist ebenfalls notwendig, wenn Ihr Kind zum Zeitpunkt des vierten Geburtstages einen nicht altersgerechten Satzbau, eine nicht altersgerechte Aussprache oder nach wie vor einen nicht altersgerechten Wortschatz zeigt. Bei den kinderärztlichen Vorsorgeuntersuchungen mit drei Jahren (U7a) und vier Jahren (U8) wird unter anderem auch die Sprachentwicklung überprüft.

Zusammenfassung

Mit *9 Monaten* macht Ihr Kind durch Gesten und Mimik deutlich, wenn es etwas haben oder zeigen möchte. Es lächelt Sie an und wendet sich Geräuschen und interessanten Dingen zu. Mit *18 Monaten* versteht Ihr Kind kurze Aufforderungen, z. B. eine Sache aus dem benachbarten Zimmer zu holen, und verwendet selbst viele Gesten, Laute und einige Wörter. Es spielt mit verschiedenen Gegenständen und „tut so als ob", z. B. tut es so, als ob es den Teddy füttert (der ja ein Spielzeugteddy ist und gar nicht wirklich essen kann). Mit *24 Monaten* sollte Ihr Kind mindestens 50 verschiedene Wörter sprechen. Spricht Ihr Kind in diesem Alter weniger, so gehört es zu der Gruppe der Late Talker.

Lesen Sie diesen Ratgeber, um erste Informationen über den förderlichen Umgang mit Late Talkern zu erhalten, und holen Sie fachlichen Rat bei Ihrer Kinderärztin/ Ihrem Kinderarzt oder in einer Praxis für Sprachtherapie ein, wenn Sie sich Sorgen um die Sprachentwicklung Ihres Late-Talker-Kindes machen.

| Late Talker – Späte Sprecher

Ein später Sprechbeginn wird über den aktiven Wortschatzumfang eines zweijährigen Kindes ermittelt.

Late Talker

→ Als späte Sprecher – sogenannte Late Talker – werden zweijährige Kinder bezeichnet, die über einen unterdurchschnittlich geringen Wortschatzumfang verfügen. Als grober Richtwert gilt ein Wortschatzumfang von 50 aktiv gebrauchten Wörtern im Alter von 24 Monaten. Die genaue Definition lautet, dass ein Late Talker die zehnte Perzentile des alterstypischen Wortschatzumfangs nicht überschreitet. Das bedeutet, dass mindestens 90 % der gleichaltrigen Kinder mehr Wörter sprechen.

Bis zu 20 % der Kinder im Alter von 24 Monaten können nach der pauschalen Definition als Late Talker bezeichnet werden. Nach der genaueren Definition, die auf die zehnte Perzentile Bezug nimmt, sind entsprechend 10 % der Zweijährigen Late Talker. Viele Zweijährige sind also von einem relativ späten Sprechbeginn betroffen. Nach der pauschalen Definition sind es mehr Jungen als Mädchen, da Jungen den frühen Wortschatzerwerb insgesamt etwas langsamer durchlaufen und im Durchschnitt die ersten 50 Wörter etwas später erreichen. Aber auch Jungen sollten mit 24 Monaten mindestens 50 Wörter sprechen.

Theoretisch lässt sich auch schon früher, also zwischen 12 und 23 Monaten, ein später Sprechbeginn ermitteln. In diesem Alter lassen sich „normale" Abweichungen von Verzögerungen oder „krankhaften" Störungen der Sprache aber nur in Ausnahmefällen unterscheiden. Viele Kinder machen tatsächlich zwischen dem 20. und dem 24. Lebensmonat noch einen gewaltigen Sprung in ihrer Sprachentwicklung.

Ab dem 24. Lebensmonat kann ein später Sprechbeginn zuverlässig festgestellt werden.

Spricht mein Kind genug? – Wortschatzumfang

Wenn Sie den Wortschatzumfang Ihres spät sprechenden Kindes nicht spontan abschätzen können, ist es hilfreich, eine Liste zu erstellen und alle Wörter aufzuschreiben, die Ihr Kind verwendet. Es ist dabei nicht wichtig, wie Ihr Kind das Wort ausspricht.

Auch kindliche Wortformen werden als Wort gezählt, „ham" zählt also z. B. für „essen". Auch Lautmalereien, z. B. Tiergeräusche wie „gakgak", zählen in dieser frühen Phase als „Wörter". Wichtig ist, dass das Kind mit einer lautlich immer gleich klingenden Äußerung eindeutig, also für enge Bezugspersonen sofort verständlich, auf etwas hinweist.

Bei mehrsprachigen Kindern können Sie die 50-Wort-Grenze folgendermaßen ermitteln: Schreiben Sie alle Wörter auf, die das Kind spricht, unabhängig davon, um welche Sprache es sich handelt. Zählen Sie alle Wörter, die in den unterschiedlichen Sprachen das Gleiche bedeuten, nur als ein einziges Wort. Zählen Sie alle weiteren Wörter, die jeweils nur in der einen Sprache vorkommen, hinzu. Aus der Summe der Wörter ergibt sich dann der Wortschatzumfang des mehrsprachigen Kindes.

Je älter das Kind ist, desto mehr Wörter sollte es sprechen. Kinder im Alter von 30 Monaten sollten mindestens 100 verschiedene Wörter gebrauchen. Ein zweieinhalbjähriges Kind, das weniger als 100 Wörter spricht, gehört also auch zur Gruppe der Late Talker.

Beispiel für eine Wortschatzliste: Tamara, 26 Monate

Mama	Wauwau (= Hund)
Papa	Mau (= Katze)
Nenni (= Henry, Name des Bruders)	I-a (= Esel)
da	Piepiep (= Vogel)
A-a	Grrr (= Löwe)
Pipi	Ffff (= Fliege, Biene)
ja	Hui (= Schaukel, schaukeln)
nein	Baby
aua	Bu (= Buch)
Ei	Puppe
Ape (= Äpfel und anderes Obst)	Ado (= Auto)
aaah (= trinken)	Ba (= Ball)
→ **Insgesamt 24 Wörter mit 26 Monaten.**	

Tamara ist ein Late-Talker-Mädchen. Sie spricht mit 26 Monaten weniger als 50 Wörter.

Es ist völlig normal, dass Ein- bis Dreijährige viele Wörter noch anders aussprechen als Erwachsene. Bei einjährigen Kindern finden sich häufig noch Lautmalereien, also Wörter, die sich eher wie Geräusche anhören, z. B. „aaahhh" für „trinken". Auch Silbenverdopplungen, z. B. „mimi" für „Milch", sind typisch für die allerersten Wörter. Interessant ist auch, dass frühe Wörter (insbesondere Protowörter, s. *Aktive Sprache*), die das Kind nur in bestimmten Situationen äußert, wieder „verschwinden" können. Dies ist nicht als Rückgang, sondern eher als Fortschritt der Sprachentwicklung zu werten. Ihr Kind verwendet dieses Wort nicht mehr, um es zu „überarbeiten". Es ist z. B. möglich, dass die Wortform, also die Aussprache oder auch die Bedeutung des Wortes, erweitert wird. In der Regel nimmt der Gesamtwortschatz mit der Zeit innerlich deutlich zu, auch wenn Ihr Kind einzelne Wörter zwischenzeitlich nicht verwendet.

Wenn Sie den Wortschatzumfang Ihres Kindes ermitteln möchten und Ihr Kind eher wenig oder ungern spricht, versuchen Sie auf gar keinen Fall, es direkt zum Sprechen aufzufordern. Manche Kinder blocken dann erst richtig ab und sagen gar nichts mehr. Für die Wortschatzliste Ihres Kindes zählen nur die Wörter, die es spontan und auch bereits mehrmals geäußert hat. Wenn ein Kind ein Wort sicher beherrscht, wird es dieses auch gerne und häufig verwenden, und zwar ohne Aufforderung. Schwierige Wörter versuchen Kinder gerade am Anfang noch zu vermeiden, selbst wenn sie das Wort vielleicht einmal ausprobiert haben. Hier nützen – wie gesagt – auf keinen Fall direkte Aufforderungen zum Sprechen, da dies Ihr Kind überfordern könnte. Beobachten Sie Ihr Kind und sprechen Sie mit ihm über wichtige, lustige oder auch traurige Dinge, also über alles, was wichtig und interessant ist. Konzentrieren Sie sich darauf, **was** Ihr Kind sagt und nicht **wie** Ihr Kind etwas sagt. Häufig ersetzen Late Talker frühe Wörter durch Gesten, weil die Wörter für sie noch zu schwer sind. Gesten sind wichtig, um sich mitzuteilen, und ihre Nutzung kann die Kommunikationsentwicklung fördern. Gesten zählen aber nicht als lautsprachliches Wort.

Sprache ist eines der wichtigsten Mittel zur Kommunikation und kann nur in der Kommunikation mit anderen Menschen gelernt werden. Es ist nicht möglich, Kleinkindern das Sprechen systematisch zu „lehren" oder sie zum Sprechen zu „zwingen". Der frühe Spracherwerb verläuft automatisiert und intuitiv. Verzögert sich dieser intuitive und automatisierte Prozess, so kann dies eine normale Variante im individuellen frühkindlichen Entwicklungsprozess darstellen oder aber das erste Symptom einer Sprachentwicklungsstörung anzeigen.

Weiterentwicklung von Late Talkern

Late Talker mit einem sehr geringen Wortschatzumfang von zehn Wörtern oder weniger haben keine schlechtere Prognose als Late Talker, die etwas mehr als zehn Wörter sprechen. Für die Prognose bei Late Talkern sind andere Faktoren ausschlaggebend, wie z. B. das generelle Kommunikationsverhalten, die Spielentwicklung und der passive Wortschatz. Nur Fachpersonen können diese Faktoren beurteilen (s. Kapitel *Sprachtherapeutische Frühintervention für Late Talker*).

Wir wissen mittlerweile, dass ungefähr ein Drittel der Late Talker bis zum dritten Geburtstag den sprachlichen Rückstand wieder aufholt, und zwar selbstständig, ohne jegliche Unterstützung. Diese Kinder werden als Spätzünder, Aufholer oder auch „Late Bloomer" (wörtliche Übersetzung: Spätblüher) bezeichnet. Ein weiteres Drittel der Late Talker zeigt nach dem dritten Geburtstag noch sprachliche Auffälligkeiten. Bei dem restlichen Drittel wird nach dem dritten Geburtstag eine Sprachentwicklungsstörung diagnostiziert.

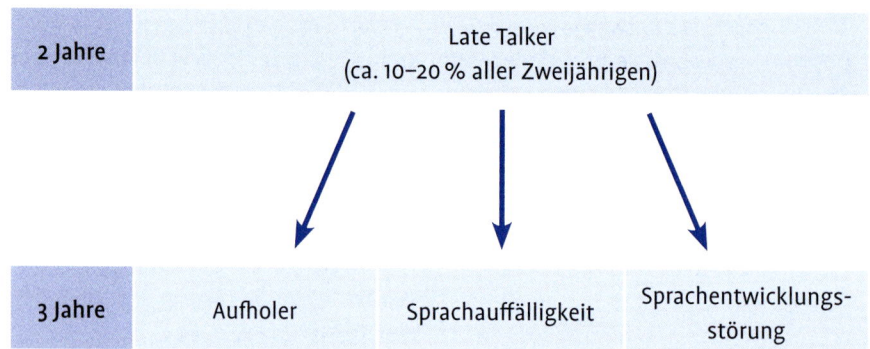

Abb. 1: Weiterentwicklung von Late Talkern

Late Talker, Late Bloomer und Sprachentwicklungsstörungen
→ Als Late Talker werden ausschließlich zweijährige Kinder bezeichnet. Ab dem dritten Geburtstag sprechen wir von Late Bloomern, Sprachauffälligkeiten oder Sprachentwicklungsstörungen.

Bei einem Teil der vermeintlichen Late Talker ist die ausbleibende Sprachentwicklung ein Symptom für eine umfassendere allgemeine Entwicklungsstörung, die über den sprachlichen Bereich hinaus auch die Intelligenzentwicklung oder die sozial-emotionale Entwicklung betrifft. Manchmal werden diese Entwicklungsstörungen erst nach dem zweiten, dritten oder vierten Geburtstag diagnostiziert, besonders wenn es sich um mildere Störungsformen handelt. In ganz wenigen Fällen können auch tief greifende Entwicklungsstörungen, also Störungen auf dem autistischen Spektrum, die Ursache für einen späten Sprechbeginn darstellen. Die Diagnose stellt die Kinderärztin/der Kinderarzt.

Bei einem späten Sprechbeginn ist immer auch eine genaue Hörprüfung durchzuführen. Hörtests machen Kinderärzt:innen im Rahmen der Vorsorgeuntersuchungen, HNO-Ärzt:innen oder Phoniater:innen und Pädaudiolog:innen.

Sprachentwicklungsstörungen

Ungefähr ein Drittel der Late Talker zeigt im Alter von drei Jahren eine Sprachentwicklungsstörung.

Auch bei Sprachentwicklungsstörungen ist es wichtig – genau wie beim späten Sprechbeginn – Primärbeeinträchtigungen wie Hörstörungen, Intelligenzminderungen oder auch tief greifende Entwicklungsstörungen (Autismus) möglichst auszuschließen. Zur Abklärung fragen Sie Ihre Kinderärztin/Ihren Kinderarzt. Speziell ausgebildet für die Durchführung von Hörtests bei Kleinkindern sind Ihre Kinderärztin/Ihr Kinderarzt, Phoniater:innen und Pädaudiolog:innen (Adressen s. Kapitel *Adressen und Links*).

Symptome der Sprachentwicklungsstörung im aktiven Sprachgebrauch können sein:

- Später Sprechbeginn: erst lange nach dem ersten Geburtstag
- Langsamer Wortschatzzuwachs: weniger als 50 aktiv gebrauchte Wörter im zweiten Lebensjahr
- Schwer verständliche Aussprache auch noch mit drei Jahren: nur enge Bezugspersonen verstehen einige Äußerungen
- Falsche Aussprache von Lauten auch noch mit vier Jahren: Laute werden vertauscht oder weggelassen
- Falscher Satzbau auch noch mit vier Jahren: Artikel werden falsch verwendet oder die Wortstellung im Satz ist falsch und Tätigkeitswörter werden in der Grundform genannt
- Eingeschränkte Erzählfähigkeiten im Vorschul- und Schulalter: Geschichten werden ungenau erzählt
- Spätere Schwierigkeiten beim Lesen und/oder Schreiben: langsames Lesen, viele Rechtschreibfehler
- Erschwerter Fremdspracherwerb: Vokabeln und grammatische Regeln werden nur mit großer Anstrengung gelernt

Nicht alle Kinder mit Sprachentwicklungsstörungen zeigen alle genannten Symptome. Oft steht ein Symptom, z. B. die unverständliche Aussprache, im Vordergrund. Late Talker sind also gefährdet, eine Störung der Sprachentwicklung auszubilden. Unter Störungen der Sprachentwicklung versteht man – wie gesagt – Einschränkungen in der Lautverwendung, dem Wortschatz, der Grammatik oder den Erzählfähigkeiten. Nicht dazu gehören senso-motorisch bedingte Sprechstörungen wie das Lispeln (Sigmatismus). Ob bei Late Talkern später auch gehäuft andere Kommunikationsstörungen wie Stottern, Poltern (überhastetes Sprechen) oder Mutismus (Schweigen in bestimmten Situationen) auftreten, ist nicht bekannt. Ebenfalls noch nicht untersucht sind die Zusammenhänge zwischen einem späten Sprechbeginn und dem Aufmerksamkeits-Defizit-Syndrom (ADS) oder Aufmerksamkeits-Defizit-Hyperaktivitäts-Syndrom (ADHS). Konzentrationsstörungen und Aufmerksamkeitsstörungen wie ADS und ADHS sind im Alter von zwei Jahren noch nicht diagnostizierbar, sondern werden erst später durch eine genaue psychologische Diagnostik festgestellt.

Für einige Kinder mit Sprachentwicklungsstörungen ist zusätzlich zum aktiven Sprachgebrauch auch das Verstehen von Sprache schwierig. Diese Kinder haben einen kleinen passiven Wortschatz und Probleme, längere Sätze oder auch Geschichten zu verstehen. Dies liegt nicht an einer mangelnden Intelligenz. Diese Kinder verfügen über normale geistige Fähigkeiten, haben aber große Probleme in der Sprachverarbeitung. Sprachverständnisstörungen sind im Alltag nur schwer beobachtbar und werden auch von Fachleuten häufig übersehen. Neben der Lautproduktion muss immer auch die Lautwahrnehmung, neben dem aktiven immer auch der passive Wortschatz und neben der Grammatik/dem Satzbau immer auch das Satzverstehen berücksichtigt werden. Folgende Symptome zeigen sich bei Sprachverständnisstörungen:

- Geringer passiver Wortschatz: Wörter werden gar nicht oder falsch verstanden
- Einschränkungen im Satzverstehen: Aufforderungen werden gar nicht oder falsch verstanden, die Kinder warten, bis andere Kinder oder die Erwachsenen die Handlung vormachen, häufige Missverständnisse
- Ungenaues Textverstehen: die Kinder haben kein Interesse an Büchern und Geschichten, sie verstehen die Geschichten nicht, können sie nicht wiedergeben bzw. keine Fragen zur Geschichte beantworten, die Kinder verstehen auch häufig keine Witze oder Ironie
- Verhaltensauffälligkeiten: Viele Kinder mit Sprachverständnisstörungen entwickeln Begleitsymptome, sie sind verunsichert und werden besonders zurückhaltend oder besonders aufbrausend

Häufig bessert sich die Symptomatik der Sprachentwicklungsstörung bei angemessener sprachtherapeutischer Unterstützung bis zum Schulbeginn. Wichtig ist hier ein ausreichend früher Beginn der Sprachtherapie, damit sich sprachliche Probleme nicht verfestigen. Ob eine Sprachtherapie bereits im Alter von zwei Jahren, also bei einem Late Talker, sinnvoll ist, wird im Kapitel *Sprachtherapeutische Frühintervention für Late Talker* erklärt. Wie bereits erwähnt, ist die Prognose bei Late Talkern im individuellen Fall jedoch noch nicht genau bestimmbar. Bei Zweijährigen kann man lediglich mit einer gewissen Wahrscheinlichkeit, nicht aber mit Sicherheit den weiteren Verlauf der Sprachentwicklung vorhersagen. Erst ab dem dritten Geburtstag lässt sich eine Sprachentwicklungsstörung diagnostizieren. Spätestens zu diesem Zeitpunkt sollte bei einer schweren Sprachentwicklungsstörung, insbesondere wenn auch eine Sprachverständnisstörung vorliegt, mit einer Sprachtherapie begonnen werden. Mittlerweile gibt es die Möglichkeit der U7a. Hier handelt es sich um eine seit einigen Jahren durchgeführte kinderärztliche Vorsorgeuntersuchung, die von den gesetzlichen Krankenkassen übernommen wird.

Die kinderärztliche Vorsorgeuntersuchung U7a zwischen dem 34. und dem 36. Lebensmonat dient insbesondere auch zur Erkennung und Vorsorge von Sprachentwicklungsstörungen.

Bei der kinderärztlichen Vorsorgeuntersuchung U8 im Alter von vier Jahren wird auch die Sprache überprüft. Auch mit vier Jahren kann der Beginn einer Sprachtherapie noch sinnvoll sein. Ist lediglich die Lautverwendung fehlerhaft, d. h., handelt es sich um eine isolierte Aussprachestörung ohne Defizite in Wortschatz, Grammatik oder dem allgemeinen Kommunikationsverhalten, so lassen sich diese sprachlichen Probleme in der Regel effektiv bis zum Schulbeginn verbessern.

Sprachentwicklungsstörungen treten bei ungefähr sechs bis acht Prozent aller Kindergarten- und Vorschulkinder auf und sind somit eine häufige und ernst zu nehmende Entwicklungsstörung im Vorschulalter und bei schwierigem Verlauf bis hin ins Schulalter. Nicht zu unterschätzen sind die sozialen und kognitiven Folgestörungen von Sprachproblemen. Sprachliche Probleme können Mobbing und Hänseleien von Gleichaltrigen hervorrufen. Betroffene Kinder reagieren mit Rückzugsverhalten oder aber mit gesteigerter Aggressivität, da sie sich besser körperlich als verbal wehren können. Ob sozial-emotionale Folgestörungen der Sprachentwicklungsstörung auftreten, hängt auch vom Temperament und der Umgebung des Kindes ab. Ebenso möglich sind Lernschwierigkeiten, die nicht aufgrund von mangelnder Intelligenz oder Konzentrationsfähigkeit, sondern aufgrund von Sprachentwicklungsstörungen entstehen. Die Wahrscheinlichkeit einer sprachlich bedingten Lernstörung steigt mit dem Schweregrad der Sprachentwicklungsstörung. Ist diese so stark ausgeprägt, dass das Kind die Äußerungen der Lehrerin/des Lehrers nicht oder nicht ausreichend versteht, kann es dem Unterricht nicht folgen und Probleme über das Unterrichtsfach Deutsch hinaus sind vorprogrammiert. Gerade dieser Zusammenhang von Sprachverarbeitungsschwierigkeiten bei einer Sprachentwicklungsstörung und Lernschwierigkeiten wird häufig übersehen.

Ungefähr die Hälfte der sprachentwicklungsgestörten Kinder hat ab der zweiten und dritten Klasse zunehmend mit Schwierigkeiten im Lesen- und/oder Schreibenlernen zu kämpfen. Bei fünf bis acht Prozent aller Schulkinder wird eine Lese-Rechtschreibstörung diagnostiziert. Es sind also auch Kinder betroffen, die bis dahin im Lautspracherwerb unauffällig geblieben sind.

Lese-Rechtschreibstörung und Lese-Rechtschreibschwäche
→ Eine Lese-Rechtschreibstörung liegt vor, wenn die Lese-Rechtschreibleistungen des Kindes sehr deutlich unter seinen Intelligenzleistungen und den Lese-Rechtschreibleistungen der Klassenstufe liegen. Eine Diagnose stellen Kinder- und Jugendpsycholog:innen. Auch das Fremdsprachenlernen kann aufgrund der vorliegenden laut- und/oder schriftsprachlichen Schwierigkeiten beeinträchtigt sein. Wenn bestimmte diagnostische Kriterien nicht erfüllt sind, wird das Kind nicht als lese-rechtschreibgestört, sondern als lese-rechtschreibschwach eingestuft.

Lese-Rechtschreibschwierigkeiten sind bei entsprechender Förderung und gegebenenfalls auch Therapie kein Hindernis auf dem Weg zu einem dem Intelligenzniveau des Kindes bzw. Jugendlichen entsprechenden Bildungsabschluss. In vielen Bundesländern kann bei schriftlichen Leistungen ein sogenannter Nachteilsausgleich beantragt werden, sodass diese bis zu einer bestimmten Klassenstufe z. B. nicht mit den üblichen Schulnoten bewertet werden.

Weitere Informationen und Hilfe bei Sprachentwicklungsstörungen und Lese-Rechtschreibstörungen finden Sie in den im Schulz-Kirchner Verlag erschienenen Ratgebern zum Thema Kindliche Aussprachestörungen (Fox, Groos & Schauß-Golecki, 2015) und Lese-Rechtschreibstörungen (Geries, 2012) und mithilfe der Links im Kapitel *Adressen und Links* dieses Ratgebers.

Sprachauffälligkeiten

Ungefähr ein Drittel der früheren Late Talker zeigt im Alter von drei Jahren sprachliche Auffälligkeiten, die jedoch nicht so stark ausgeprägt sind, dass sie als Sprachentwicklungsstörung klassifiziert werden können. Was Sie genau tun können, um einer Sprachauffälligkeit oder Sprachentwicklungsstörung vorzubeugen, erfahren Sie im Kapitel *Sprachförderliches Verhalten im Alltag*.

Mit sprachtherapeutischer Unterstützung überwinden viele Kinder ihre Sprachauffälligkeit. Auch den meisten Kindern mit einer Sprachentwicklungsstörung kann durch eine Sprachtherapie oder Logopädie gut geholfen werden, sodass sie bis zum Schuleintritt eine normale Entwicklung zeigen.

Es ist äußerst wichtig, dass vor dem Schulbeginn keine Symptome einer Sprachentwicklungsstörung mehr vorliegen. Nur so haben betroffene Kinder die gleichen Startchancen für das Zuhören und Verstehen im Unterricht, für die aktive mündliche Beteiligung und das Lesen- und Schreibenlernen wie Kinder ohne sprachliche Auffälligkeiten oder Sprachentwicklungsstörungen. In der bislang einzigen deutschen Längsschnittstudie zur Weiterentwicklung der Late Talker zeigten 16 % der ehemaligen Late Talker mit knapp sechs Jahren noch Symptome einer Sprachentwicklungsstörung. Auch diese Kinder haben eine gute Chance, durch eine besondere Förderung in der Grundschule oder in einer Förderschule mit dem Schwerpunkt Sprache und Kommunikation ihre Sprachprobleme zu überwinden und zu einem späteren Zeitpunkt die Regelschule zu besuchen.

> Late Talker haben ein erhöhtes Risiko für eine Sprachauffälligkeit oder eine Sprachentwicklungsstörung als andere Kinder. Ob der späte Sprechbeginn bei Ihrem zweijährigen Kind das erste Anzeichen für eine Sprachentwicklungsstörung ist oder ob Ihr Kind eher zu den Late Bloomern, also den Aufholern gehört, kann zu diesem Zeitpunkt niemand mit Sicherheit feststellen. Fachpersonen haben jedoch die Möglichkeit, zu diagnostizieren, welche Prognose für Ihr Kind am wahrscheinlichsten ist. So kann gegebenenfalls einer drohenden Sprachentwicklungsstörung vorgebeugt werden.

Wie eine solche sprachtherapeutische Frühintervention abläuft, erfahren Sie im Kapitel *Sprachtherapeutische Frühintervention für Late Talker*.

Ursachen des späten Sprechbeginns

Die Ursachen für den späten Spracherwerb sind oft nicht eindeutig bestimmbar und bei zwei Dritteln der Late Talker, nämlich den Kindern, die später keine Sprachentwicklungsstörung aufweisen, auch unklar. Sprache ist für ein Kind ein wunderbares Mittel, sich verständlich zu machen, und wird von Kindern auch eingesetzt, wenn sie über die entsprechenden Fähigkeiten verfügen. Faulheit oder das fehlende Bedürfnis zu sprechen sind also eher nicht die Ursache für einen späten Spracherwerb. Für die sprachliche Kompetenz spielt vermutlich die individuelle Veranlagung eine Rolle, die sich dann im Verlaufe der Entwicklung in Abhängigkeit von Umwelteinflüssen wie z. B. einer kindgerechten Förderung der Sprachentwicklung entfaltet.

Bei einem Drittel der Late Talker liegt eine genetisch mitbedingte Sprachentwicklungsstörung vor. Wodurch Sprachentwicklungsstörungen verursacht werden, ist etwas besser erforscht. In den meisten Fällen liegt eine familiäre Veranlagung für eine Sprachverarbeitungsschwäche vor. Bei einigen Kindern wirkt sich diese Veranlagung dann stärker aus, sodass die Sprachentwicklungsstörung sichtbar bzw. hörbar wird.

Wissenschaftlich belegt ist mittlerweile, dass das sprachliche Vorbild und das Erziehungsverhalten der Eltern sowie das familiäre Umfeld nicht die Ursache für eine Sprachentwicklungsstörung darstellen. Diese Faktoren können aber sehr wohl dazu beitragen, dass sich eine Sprachentwicklungsstörung oder eine bestehende sprachliche Schwäche stärker ausprägt.

Oft entsteht auch eine Art Teufelskreis: Intuitiv ändern Erwachsene ihr Sprachverhalten gegenüber Kindern, die Sprachauffälligkeiten zeigen. Diese intuitive Anpassung ist nicht zwangsläufig auch sprachförderlich. So kann sich z. B. die gut gemeinte direkte Aufforderung zum Sprechen auch negativ auf die Sprechfreude des Kindes auswirken. Viele Kinder reagieren auf solche Testfragen mit Rückzug, d. h. sie antworten gar nicht mehr auf solche Fragen wie: „Guck mal, das kennst du doch, sag mal, wie das heißt … wie heißt das?". Es ist also wichtig, dass ein gut gemeintes sprachförderliches Verhalten auch an die Bedürfnisse des späten Sprechers angepasst ist, um die Sprachverzögerung nicht zu verstärken. Konkrete Tipps hierzu finden Sie im folgenden Kapitel.

Die Ursachen für den späten Sprechbeginn bei Late Talkern sind unklar. Das elterliche Sprachvorbild und die Erziehung sind nicht die Ursache für den späten Sprechbeginn, können die Sprachentwicklung bei Late Talkern aber positiv beeinflussen. Ungefähr 10 % bis maximal 20 % aller Zweijährigen gelten als Late Talker. Ein Drittel der Kinder holt die Sprachentwicklungsverzögerung bis zum dritten Geburtstag auf. Die anderen Kinder zeigen auch in den folgenden Jahren noch Sprachauffälligkeiten oder auch schwerwiegendere Sprachentwicklungsstörungen. Mit einer ausreichend frühen Sprachtherapie kann Kindern mit Sprachentwicklungsstörungen gut geholfen werden, sodass sie zum Schulbeginn sprachlich nicht mehr benachteiligt sind.

| Sprachförderliches Verhalten im Alltag

Auf den folgenden Seiten haben wir für Sie einige Tipps und Anregungen zusammengestellt, die die Sprachentwicklung Ihres Kindes fördern können. Sie werden sicherlich schnell erkennen, dass es sich bei diesen sprachlichen „Strategien" um Dinge handelt, die Sie als Eltern bereits ganz unbewusst machen (oder gemacht haben, als Ihr Kind noch etwas jünger war). Wenn die Kinder jedoch älter werden und mit zwei Jahren noch nicht oder erst sehr wenig sprechen, stellen Eltern manchmal diese unbewussten Verhaltensweisen ein, da sie scheinbar keine Wirkung zeigen. Wir möchten Sie ermutigen, diese „Strategien" (wieder) bewusster einzusetzen, um bestimmte sprachliche Entwicklungsschritte bei Ihrem Kind zu fördern. Alle Strategien eignen sich für den Einsatz bei zweijährigen Late-Talker-Kindern.

Bevor Sie sich mit den einzelnen Strategien beschäftigen, hier einige wichtige Hinweise vorweg:

Allgemeine Tipps

- **Sie werden nicht zu Sprachtherapeut:innen Ihres Kindes, sondern sind und bleiben Eltern!**
  Deswegen sollte der Umgang mit Ihrem Kind weiterhin ganz natürlich sein, auch wenn Sie beim Spielen zukünftig vielleicht gewisse sprachliche Strategien nicht mehr einfach unbewusst, sondern ganz bewusst im Kopf haben und einsetzen.

- **Nehmen Sie sich nicht zu viel auf einmal vor!**
  Wählen Sie sich von den folgenden Seiten zunächst nur eine Anregung aus, die Ihnen auf Anhieb zusagt und für Ihr Kind sinnvoll erscheint. Probieren Sie aus, wie Ihr Kind im Spiel darauf reagiert. Haben Sie dabei etwas Geduld und wenden Sie die Strategie ruhig über mehrere Tage bis Wochen an.

- **Nicht alle Tipps und Anregungen passen zu Ihrem Kind!**
  Lassen Sie sich daher nicht entmutigen, wenn Sie das Gefühl haben, dass Ihr Kind nicht auf eine Strategie reagiert oder sich nichts verändert. Probieren Sie einfach in den nächsten Tagen eine andere Strategie aus. Vielleicht zeigt diese eine andere Wirkung bei Ihrem Kind.

- **Nutzen Sie die Spielzeiten, die Sie ohnehin mit Ihrem Kind haben!**
  Der Einsatz der Strategien sollte auf keinen Fall lästig und auch keine „Pflichtübung"
  werden. Sie können die Strategien auch im Rahmen von täglichen Ritualen, z. B. beim
  Betrachten eines Bilderbuches vor dem Einschlafen, anwenden. Wichtig ist, dass Ihr
  Kind und Sie selbst die gemeinsame Beschäftigung und Kommunikation mit Spaß
  und Freude genießen, denn mit Spaß und Freude lernen Kinder am besten.

- **Erwarten Sie von Ihrem Kind nicht gleich Wörter!**
  Die Sprachentwicklung fängt schon lange an, bevor Ihr Kind das erste Wort spricht.
  Erwarten Sie daher nicht, dass Ihr Kind durch Ihr sprachförderliches Verhalten sofort
  etwas sagt. Vielleicht passieren ganz andere Sachen, die im Vorfeld wichtig sind,
  damit Ihr Kind bald mehr spricht: So richtet es z. B. seine Aufmerksamkeit ganz
  anders auf Ihre Sprache, es versteht plötzlich ein Wort, auf das es vorher noch nie
  reagiert hat oder Ihr Kind setzt nun Gesten ein, um sich Ihnen mitzuteilen. All diese
  Sachen sind wichtig, damit Ihr Kind bald mehr Wörter spricht (s. Kapitel *Die frühe
  Sprachentwicklung*).

- **Wenden Sie sich an Fachpersonen, wenn Sie sich große Sorgen um die sprachliche
  Entwicklung Ihres Kindes machen!**
  Es ist nicht verwunderlich, wenn Sie sich als Eltern Sorgen machen, dass Ihr Kind
  nicht oder erst sehr wenig spricht. Sie sollten jedoch daran denken, dass Sie daran
  keinerlei Schuld haben! Es wird Sie sicherlich entlasten, wenn Sie Ihre Sorgen einer
  Fachperson mitteilen. Diese kann Ihnen mit Rat und Tat zur Seite stehen und Sie
  können ihr gezielt Fragen stellen, die genau zur Situation Ihres Kindes passen.

Auf den folgenden Seiten werden sprachliche Strategien dargestellt. Neben einer kurzen
Erläuterung finden Sie dort auch Beispiele. Die blau unterlegten Textpassagen zeigen Ihnen
die Stellen, an denen konkrete Vorschläge zur Umsetzung der Strategien gemacht werden.

Gemeinsame Aufmerksamkeit

Bevor ein Kind ein Wort spricht, muss es dessen Bedeutung verstehen (s. Kapitel *Die
frühe Sprachentwicklung*). Es muss also ein Wort, das Sie sagen, mit einem bestimmten
Gegenstand, einer bestimmten Person, einer bestimmten Handlung, einem bestimmten
Ereignis oder einer bestimmten Eigenschaft verbinden. Dies gelingt Ihrem Kind dann,
wenn Sie beide eine „gemeinsame Aufmerksamkeit" hergestellt haben.

Stellen Sie sich vor, dass Sie mit Ihrem Kind spielen, z. B. mit einem Auto. Ihr Kind schiebt das Auto, hält dann inne, dreht sich zu Ihnen hin, schaut Sie an und gibt Ihnen das Auto mit der stillen Aufforderung, dass Sie das Auto nun schieben sollen. In dem Moment, in dem Sie zu Ihrem Kind und dem Auto schauen und auch das Kind Sie und den Gegenstand „Auto" abwechselnd anschaut, haben Sie eine „gemeinsame Aufmerksamkeit". Wenn Sie nun das Wort „Auto" sagen, kann Ihr Kind das Wort mit dem richtigen Gegenstand „verknüpfen".

Der gemeinsame Blickkontakt und die gemeinsame Blickrichtung zu dem Auto sind also entscheidend zum Herstellen einer „gemeinsamen Aufmerksamkeit". Durch den *Blickkontakt* entsteht eine Verbindung zwischen Ihnen und dem Kind. Durch die gemeinsame *Blickrichtung* entsteht die Verbindung zu dem Gesprächsgegenstand.

Die unterschiedliche Augenhöhe von Ihnen und Ihrem Kind erschwert die Herstellung des Blickkontaktes. Hinzu kommt, dass Kinder eher nach unten als nach oben schauen. Gehen Sie daher auf oder bestenfalls sogar etwas unter die Augenhöhe Ihres Kindes, z. B. indem Sie sich setzen, knien, hocken oder liegen. Vermeiden Sie Aufforderungen zum Anschauen, vermutlich wird Ihr Kind darauf gar nicht reagieren. „Holen" Sie stattdessen den Blick Ihres Kindes mit Ihrem eigenen Blick ab!

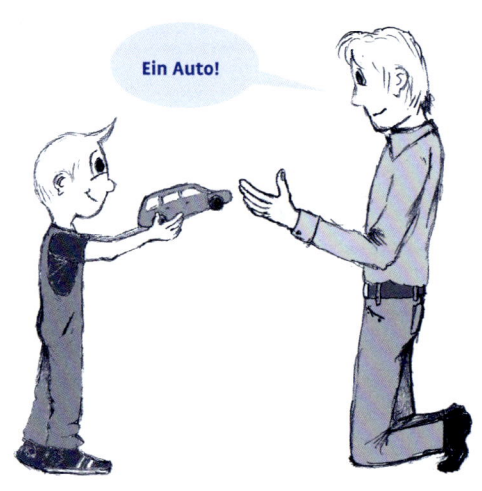

Lassen Sie sich bezüglich der gemeinsamen Blickrichtung von Ihrem Kind „führen", das heißt, folgen Sie dem Blick Ihres Kindes. Dies ist oft leichter, als zu versuchen, die Aufmerksamkeit des Kindes auf einen bestimmten Gegenstand zu lenken. Ihr Kind wird die Bedeutung eines Wortes besser lernen, wenn es sich auch für den Gegenstand oder die Handlung interessiert. Sich von Ihrem Kind führen zu lassen bedeutet aber nicht, dass Ihr Kind alles bestimmen darf! Setzen Sie wie gewohnt Ihre Grenzen und sagen Sie auch „Nein!".

Ihr Kind hat plötzlich kein Interesse mehr für das Spiel mit dem Auto, da es seinen roten Lieblingsball unter dem Sofa entdeckt hat. Bestehen Sie nicht darauf, weiter mit dem Auto zu spielen. Folgen Sie stattdessen dem Interesse Ihres Kindes und regen zum gemeinsamen Spiel mit dem Ball an. Unterbrechen Sie jedoch das Spiel, wenn das Kind etwas tut, was es nicht soll, z. B. den Ball gegen eine Scheibe werfen.

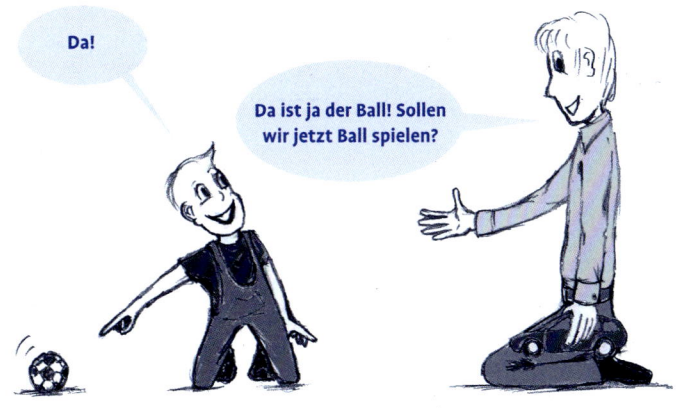

Vielleicht schafft Ihr Kind es einerseits schon, den Blickkontakt zu Ihnen herzustellen und andererseits, sich voll und ganz mit einem Gegenstand zu beschäftigen. Es fällt ihm oder ihr jedoch noch schwer, sich auf Sie und den Gegenstand gleichzeitig zu konzentrieren, also den Blick hin und her schweifen zu lassen. Versuchen Sie, den interessanten Gegenstand in die Nähe von Ihrem Gesicht oder sich selbst in die Blicklinie Ihres Kindes zu bringen. So fällt es Ihrem Kind leichter, Sie und den Gegenstand gleichzeitig zu beachten.

Benennen Sie den Gegenstand, die Person oder die Handlung genau dann, wenn die gemeinsame Aufmerksamkeit hergestellt ist (s. „fokussierte Benennung").

Fokussierte Benennung

Die Strategie „fokussierte Benennung" ist eng verbunden mit der Strategie „gemeinsame Aufmerksamkeit".

Um ein Wort in seiner Bedeutung zu verstehen („Aaah, immer wenn Mama ‚Ball' sagt, meint sie das Ding, was rollen kann!"), muss Ihr Kind dieses Wort zunächst in einer Situation mit gemeinsamer Aufmerksamkeit hören. Nachdem es das Wort nach mehrmaligem Hören in seiner Bedeutung verstanden hat, muss Ihr Kind es noch viele weitere Male hören, um es dann auch selbst einmal zu sagen. Wichtig sind also viele, viele Wiederholungen.

„Fokussierte Benennung" bedeutet in diesem Zusammenhang, dass Sie genau dann einen Gegenstand, eine Person oder eine Handlung benennen, wenn Sie mit Ihrem Kind eine gemeinsame Aufmerksamkeit hergestellt haben.

Beobachten Sie die Blickrichtung Ihres Kindes. Benennen Sie das, wofür sich Ihr Kind gerade interessiert. Sie können Ihr Kind zwischendurch auch auf interessante Dinge hinweisen und diese dann benennen. Steuern Sie Ihr Kind jedoch nicht zu stark in seiner Aufmerksamkeit.

Die Benennung ist für Ihr Kind dann am effektivsten, wenn es einen interessanten Gegenstand sieht und anschließend Blickkontakt zu Ihnen aufnimmt. Suchen Sie daher verstärkt den Blickkontakt Ihres Kindes. Wenn Sie das Wort während dieses Blickkontaktes äußern, sind die Voraussetzungen optimal dafür, dass Ihr Kind das Wort bewusst hört, in seiner Bedeutung wahrnimmt und zusätzlich Ihre Mund- und Lippenbewegungen registriert.

Konzentrieren Sie sich in einer Spielhandlung auf wenige ausgewählte Wörter, die Sie fokussiert benennen möchten. Wiederholen Sie diese Wörter sehr häufig, damit sich Ihr Kind an den Klang des Wortes erinnern kann. Sie können natürlich auch jederzeit in alltäglichen Situationen fokussiert benennen:

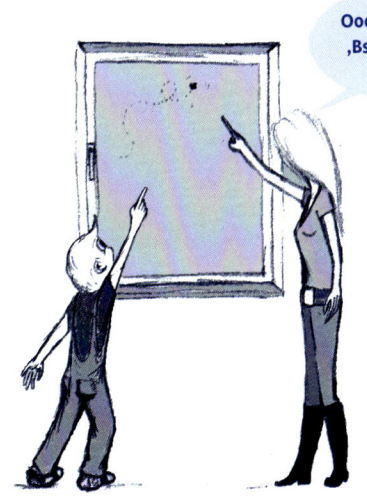

Ooooh, eine Fliege! ,Bssssssss' macht die Fliege!

Ihr Kind entdeckt am Küchen-
fenster eine Fliege. Sie sagen:
„Oooh, eine Flieeeege!,Bssssssss'
macht die Fliege. Wo ist die Fliege
jetzt? Da ist die Fliege! Die Fliege
sitzt an der Tür! Jetzt ist die Fliege
weg!" usw.

Es hilft Ihrem Kind, wenn Sie das wichtige Wort an das Ende Ihrer Äußerung stellen.
Sagen Sie z. B. statt „Der Hund macht wauwau." lieber „Wauwau macht der *Hund*!",
wenn Ihnen gerade das Wort „Hund" wichtig ist.

Anfangs wird Ihr Kind ein bestimmtes Wort mit nur einem konkreten Gegenstand verknüpfen. So ist mit dem Wort „Hund" nur der kleine braune Hund aus dem Bilderbuch
gemeint, nicht aber der Schäferhund des Nachbarn. Oder das Wort „Becher" bezeichnet
nur den eigenen grünen Trinkbecher mit dem braunen Teddybären darauf. Diese Unter-
generalisierungen (s. Kapitel *Die frühe Sprachentwicklung*) sind zunächst typisch für
Kleinkinder. Ihr Kind muss lernen, dass das Wort „Becher" auch noch für viele andere
Trinkgefäße steht, z. B. für Mamas und Papas weiße Kaffeebecher oder auch für den
bunten Becher der Schwester.

Benutzen Sie gleiche Wörter in verschiedenen Situationen (der kleine gelbe Ball im
Kinderzimmer, der weiße Fuß*ball* vom großen Bruder, der große rote Ball aus der
Krabbelgruppe, der aufblasbare Wasser*ball* fürs Schwimmbad, der grüne Ball im
Bilderbuch usw.).

Gespräch

Die Strategie „Gespräch" hört sich für Sie vielleicht zunächst etwas absurd an, denn schließlich spricht Ihr Kind noch nicht oder erst sehr wenige Wörter. Doch auch ohne Worte kann Ihr Kind mit Ihnen kommunizieren: durch Gestik, Mimik, Zeigen, Lautmalereien etc.

Ein Merkmal für gute Kommunikation ist, dass beide Gesprächspartner ausgeglichene Anteile am Gespräch haben, sich also abwechseln: Sie sagen oder machen etwas und Ihr Kind reagiert. Umgekehrt gibt Ihr Kind einen Gesprächsimpuls und Sie reagieren.

Sie sitzen mit Ihrem Kind im Kinderzimmer auf dem Boden und spielen mit einer Holzeisenbahn. Sie sind gerade dabei, die Eisenbahn aufzubauen. Ihr Kind hält Ihnen eine Eisenbahnbrücke hin und sagt: „Eheh!" Sie reagieren und sagen: „Soll ich die Brücke aufbauen?". Ihr Kind antwortet, indem es nickt. Sie fragen: „Wo soll die Brücke denn hin?". Durch Zeigen gibt Ihr Kind Ihnen zu verstehen, wo es die Brücke haben möchte.

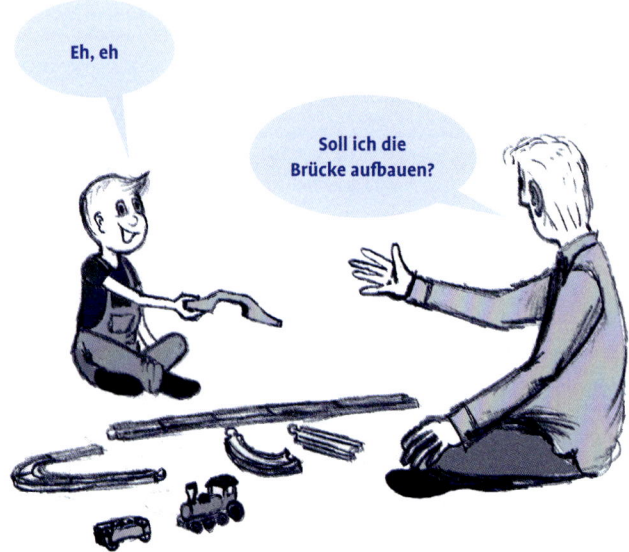

In diesem Beispiel hat ein kurzes Gespräch stattgefunden, bei dem sich die Gesprächspartner abgewechselt haben: Das Kind hat das Gespräch initiiert und außerdem zweimal reagiert, der Elternteil hat durch zwei Fragen das Gespräch „in Gang" gehalten.

Im Folgenden einige Hinweise zum Führen von Gesprächen mit Ihrem Kind:

Geben Sie Ihrem Kind genug Zeit für eine Reaktion. Es hilft Kindern nicht, wenn sie mit Sprache überschüttet werden. Sollte Ihr Kind durch Mimik oder Gestik reagieren, können Sie diese „übersetzen", z. B. indem Sie sagen: „Ah, ich soll die Brücke neben das Haus bauen!", nachdem Ihr Kind Ihnen durch Zeigen diese Bauanweisung gegeben hat.

Stellen Sie sich vor, dass Sie eine fremde Sprache lernen. Es wird Ihnen leichter fallen, die noch fremden Wörter eines Gesprächspartners herauszuhören, wenn dieser langsam und deutlich spricht. Damit Ihr Kind aus Ihrem „Sprachfluss" einzelne Wörter heraushören kann, ist es wichtig, dass auch Sie langsam sprechen. Dies gelingt entweder durch kleine Pausen im Satz (...) oder nach dem Satz (...). Sie können aber auch insgesamt etwas llaaaaanngsaaamer sprechen. Dabei sollten Sie jedoch unbedingt aufpassen, dass Sie nach wie vor natürlich klingen!

Passen Sie Ihre eigenen Äußerungen an die Länge der „Aussagen" Ihres Kindes an. Sagen Sie z. B.: „Jetzt räumen wir auf! (...) Wir wollen zur Oma fahren!" statt: „Jetzt müssen wir uns beeilen und schnell alles aufräumen, damit wir noch pünktlich bei Oma zum Mittagessen ankommen!" Die Sätze im Gespräch mit Ihrem Kind enthalten also viele kurze und einfache Aussagen. Nebenbei entstehen kleine Pausen meist ganz natürlich.

Ihr Kind hat keine Lust mehr zum Spiel mit der Eisenbahn. Es zeigt es Ihnen, indem es eine Schiene zurück in die Spielzeugkiste wirft und Sie dabei auffordernd anschaut. Sie können in Form einer Frage reagieren, indem Sie sagen: „Oh, wir räumen auf! Was soll ich denn aufräumen?" Durch diese Frage haben Sie Ihrem Kind die Möglichkeit gegeben, auch ohne Worte (z. B. durch Zeigen) zu reagieren. Sie können aber auch durch Lautmalereien „antworten": Sagen Sie z. B. jedes Mal „Bumm!", wenn eine Schiene in die Kiste fällt. Ihr Kind wird daran sicherlich großen Spaß haben und vielleicht sogar selbst diese Lautmalerei übernehmen.

Routinen

Mit Routinen bezeichnen wir häufig wiederkehrende Situationen im Leben Ihres Kindes, die nach einem bestimmten Muster und in einer gleichbleibenden Reihenfolge ablaufen. Zum einen gibt es Routinen des Alltags, z. B. ein immer gleicher Ablauf beim Anziehen, beim Frühstücken, beim Baden oder beim abendlichen Zubettgehen. Zum anderen gibt es vielleicht auch Spiele oder Lieder, die nach einem bestimmten Muster ablaufen und die Sie häufig mit Ihrem Kind wiederholen (zum Beispiel das alte Kinderspiel „Hoppe, hoppe Reiter!").

Begleiten Sie Ihre alltäglichen und spielerischen Routinen sprachlich. Verwenden Sie dafür möglichst immer die gleichen Wörter bzw. die gleichen Sätze. Dadurch fördern Sie das Sprachverstehen Ihres Kindes.

Das Wickeln Ihres Kindes läuft immer nach dem gleichen Schema ab. Erzählen Sie Ihrem Kind dabei, was Sie gerade tun, z. B.: „Zuerst ziehen wir die Socken aus, (…) dann die Hose. (…) Nun machen wir die Knöpfe des Bodys auf. (…) Und jetzt – weg mit der Windel! (…) Uuuhh, die stinkt heute aber mal wieder!"

Nachdem Ihr Kind eine Routine oft genug gehört hat, können Sie ihm die Gelegenheit geben, die Routine zu ergänzen. Dadurch fördern Sie die Sprachproduktion Ihres Kindes.

Überlegen Sie sich, zu welchem Zeitpunkt der Routine Sie Ihrem Kind die Gelegenheit geben möchten, sich sprachlich einzubringen. Günstig ist der Höhepunkt oder das Ende einer Routine. Machen Sie an dieser Stelle eine Pause und blicken Sie Ihr Kind erwartungsvoll an.

Sie spielen das Spiel „Hoppe, hoppe Reiter" mit Ihrem Kind. Dazu sitzt es auf Ihrem Schoß und blickt Sie an. Sie singen: „Hoppe, hoppe Reiter, wenn er fällt, dann schreit er. Fällt er in den Graben, fressen ihn die Raben. Fällt er in den Sumpf, dann macht der Reiter … .". Nun machen Sie genau am Höhepunkt des Singspiels eine Pause. Ihr Kind ist voller Erwartung, dass es nun „fallen" gelassen wird, und ergänzt vielleicht „Plumps!" oder ein ähnlich klingendes Wort wie „Pums!".

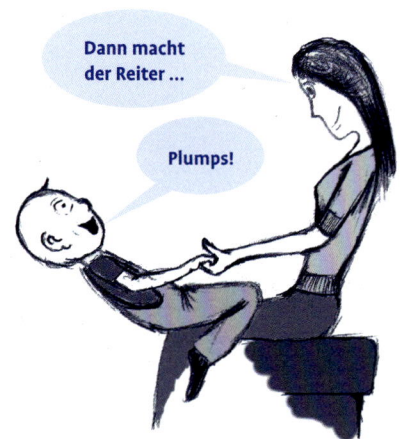

Ergänzt Ihr Kind die Routine noch nicht, dann führen Sie diese nach einem Augenblick des Wartens selbst sprachlich fort. Geben Sie Ihrem Kind zu einem späteren Zeitpunkt immer mal wieder die Möglichkeit, die Routine zu ergänzen.

Zurückhalten

Für Ihr Kind kann die Motivation zu sprechen dann besonders hoch sein, wenn es etwas Bestimmtes erreichen oder etwas haben möchte. Sie als Eltern können Ihrem Kind wahrscheinlich jeden Wunsch „von den Augen" ablesen bzw. deuten die Mimik oder Gestik Ihres Kindes automatisch richtig.

Versuchen Sie, einen Moment abzuwarten und Ihrem Kind nicht sofort jeden Wunsch zu erfüllen. Schauen Sie Ihr Kind stattdessen erwartungsvoll oder fragend an. Vielleicht ist es in der Lage, ein entsprechendes Wort zu äußern. Sollte Ihr Kind nach einem kurzen Augenblick nichts sagen, sollten Sie natürlich reagieren, damit es nicht frustriert wird.

Der Trinkbecher ist für Ihr Kind normalerweise jederzeit erreichbar und es kann trinken, wann es möchte. Stellen Sie den Trinkbecher einmal außerhalb der Reichweite Ihres Kindes ab und warten Sie, ob Ihr Kind „Trinken!", „Durst!" oder „Becher!" äußert.

Anstatt etwas zurückzuhalten, indem es aus der Reichweite des Kindes genommen wird, kann man den Gegenstand beispielsweise auch verschließen.

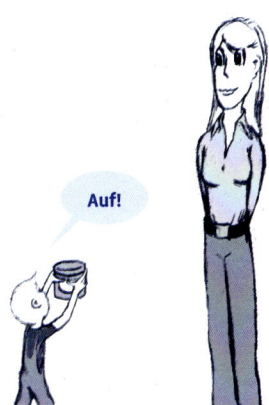

Auf!

Ihr Kind entdeckt eine Keksdose, nimmt sich diese und möchte sie öffnen, um sich einen Keks zu nehmen. Die Dose ist jedoch so gut verschlossen, dass Ihr Kind sie nicht ohne Ihre Hilfe öffnen kann. Nun hält Ihr Kind Ihnen die Dose entgegen. Sie widerstehen dem Impuls, die Dose sofort zu öffnen, und warten stattdessen einen Moment ab. Vielleicht äußert Ihr Kind „Keks!", „Auf!" oder Ähnliches.

Fragen stellen

Fragen sind ein wichtiger Bestandteil der Kommunikation. Sie helfen uns, z. B. etwas über den anderen zu erfahren und ihn besser zu verstehen. Wenn sich ein Kind im Wortschatz-aufbau befindet, ist es verführerisch, dem Kind „Testfragen" zu stellen, um bestimmte Wörter „hervorzulocken". Damit meinen wir solche Fragen, deren Antwort Sie im Grunde schon kennen. Zu Beginn des Spracherwerbs mögen manche Kinder diese Art von Fragen vielleicht noch gerne, da sie zeigen können, was sie schon alles wissen. Beobachten Sie Ihr Kind und die Reaktion auf solche Fragen jedoch genau! Vielleicht fühlt sich Ihr Kind auch unter Druck gesetzt und „ausgefragt".

Vermeiden Sie es, Ihrem Kind übermäßig viele Testfragen zu stellen (z. B. „Was ist das?", „Wie heißt das?", „Welche Farbe ist das?"). Stellen Sie stattdessen Fragen, die echtes Interesse an der Antwort voraussetzen. So fühlt sich Ihr Kind ernst genommen anstatt ausgefragt.

Sie sitzen mit Ihrem Kind am Frühstückstisch und fragen: „Was möchtest du trinken? Kakao oder Tee?" Sie können die Antwort des Kindes nicht wissen, denn manchmal trinkt es Kakao zum Frühstück, an anderen Tagen aber auch Tee. Ihr Kind wird Ihnen auf diese „echte" Frage sicherlich gerne antworten, da es sich in seinen Wünschen und Bedürfnissen ernst genommen fühlt.

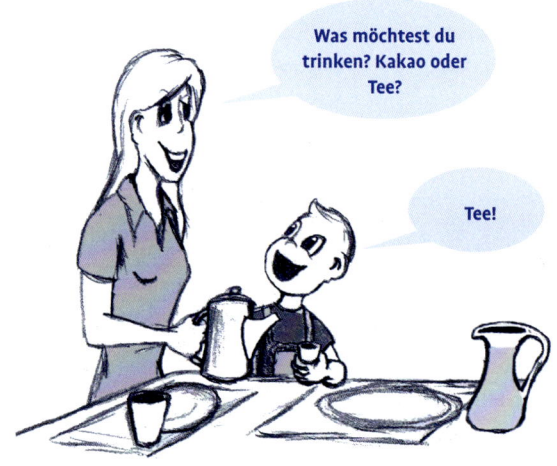

Frageformen und ihre Antworten

Es gibt eine Reihe unterschiedlicher Frageformen, die wiederum verschiedene Antwort-möglichkeiten nach sich ziehen. Die Antwortmöglichkeiten unterscheiden sich in ihrem Schwierigkeitsgrad und können von Ihrem Kind, je nach sprachlichem Entwicklungsstand, schon gut oder aber nicht so gut beantwortet werden.

Sie können Ihre Frageformen geschickt an die Sprachentwicklung Ihres Kindes an-passen und damit die Sprachproduktion Ihres Kindes fördern. Wichtig ist, dass Sie Ihr Kind mit den Fragen nicht über- oder unterfordern.

Mit der folgenden Auflistung von Frageformen möchten wir Sie für die verschiedenen „Schwierigkeitsgrade" von Fragen (bezogen auf Ihre Antworten) sensibilisieren. Dabei fangen wir mit solchen Fragen an, die leicht zu beantworten sind.

Ja-/Nein-Fragen
- „Möchtest du Kakao?"
- „Sollen wir ein Buch anschauen?"
- „Hast du Pipi gemacht?"

Diese Fragen können sehr leicht mit „Ja" oder „Nein" beantwortet werden. Selbst wenn Ihr Kind diese beiden Wörter noch nicht spricht, kann es schon durch Nicken oder Kopf-schütteln die Frage beantworten. Voraussetzung dafür ist natürlich, dass das Kind die Frage verstanden hat. Ist dies nicht der Fall, wird es in der Regel automatisch mit „Ja" antworten. Die sprachlichen Anforderungen an Ihr Kind sind somit bei Ja-/Nein-Fragen sehr gering.

Wo-Fragen
- „Wo ist die Ente?"
- „Wo hast du das Auto versteckt?"
- „Wo ist der Teddy?"

Fragen nach dem Ort können von Ihrem Kind mit einer Zeigegeste oder einem einfachen „Da!" beantwortet werden, sofern sich der Ort in der Nähe des Kindes befindet. Auf die Frage „Wo ist Papa?", wenn der Vater zur Arbeit oder zu Hause ist, kann das Kind weniger gut durch Zeigen oder „Da!" antworten. Vielmehr wird es versuchen zu beschreiben, ob Papa „arbeiten" oder zu „Hause" ist.

Die Anforderung an die Sprachproduktion ist bei Fragen dieser Art somit ebenfalls gering. Für eine korrekte Antwort muss das Kind jedoch das erfragte Wort verstehen. Sollten Sie nach einem Gegenstand fragen, dessen Namen das Kind noch nicht versteht, fördern Sie damit das Sprachverständnis Ihres Kindes.

Sie sitzen mit Ihrem Kind am Tisch und essen Abendbrot. Ihr Kind kann noch nicht genau zwischen den Wörtern „Messer", „Löffel" und „Gabel" unterscheiden. Sie fragen: „Wo ist die Gabel?", weil Sie auf dem Tisch Ihre Gabel nicht finden können. Ihr Kind zeigt auf den Löffel und sagt: „Da!" Sie antworten: „Das ist der Löffel. (...) Aaah, da ist meine Gabel! Schau, die Gabel ist spitz. (...) Aua! Daran kann man sich piksen, an der Gabel!".

Wie-Fragen
- „Wie macht der Hund?"
- „Wie macht das Flugzeug?"
- „Wie macht die Trommel?"

Wie-Fragen können Sie z. B. in Bezug auf Tiergeräusche, Fahrzeuge oder Musikinstrumente stellen. Ihr Kind hat durch diese Frageform die Möglichkeit, mit Geräuschen oder Lautmalereien zu antworten. Vielleicht sind Sie irritiert, weil Sie denken, dass es nicht gut ist, wenn Ihr Kind „Wauwau" sagt. Durch die Frage „Wie macht der Hund?" ist jedoch klar, dass das Tier nicht „Wauwau", sondern „Hund" heißt. Nur das Geräusch, was der Hund beim Bellen versursacht, hört sich an wie „Wauwau" und wird von Ihrem Kind sicherlich gerne imitiert.

Alternativfragen
- „Möchtest du Milch oder Kakao?"
- „Sollen wir spielen oder malen?"
- „Möchtest du mit Papa zur Oma fahren oder mit Mama einkaufen?"

Alternativfragen sind Fragen, bei denen Sie dem Kind zwei (oder mehr) Antwortmöglichkeiten vorgeben. Ihr Kind hat nun nicht mehr die Möglichkeit, mit einem einfachen „Ja", einer Geste oder einer Lautmalerei zu antworten, sondern muss sich für eine Alternative entscheiden: Es muss mit einem Wort antworten! Diese Frageform ist daher gut geeignet zur Unterstützung des Spracherwerbs bezogen auf die Produktion der ersten Wörter Ihres Kindes.

Durch die Vorgabe der beiden Alternativen unterstützen Sie Ihr Kind in der Produktion des Wortes, da Ihr Kind das Wort von Ihnen imitieren kann. Es muss die Antwort nicht aus dem Gedächtnis abrufen. Manche Kinder antworten zunächst immer mit der letztgenannten Alternative, da diese noch „im Ohr klingt". Versuchen Sie daher, die Reihenfolge der Alternativen zu variieren.

Sollten Sie beobachten, dass Ihr Kind auf Alternativfragen nicht mit einem Wort, sondern mit „Ja" antwortet, ist dies ein Zeichen, dass das Kind diese Frageform noch nicht versteht. Manche Kinder zeigen auch auf eine Alternative, weil die Antwortmöglichkeiten in Reichweite stehen:

Auf dem Tisch stehen eine Wasser- und eine Saftflasche. Sie fragen Ihr Kind: „Was möchtest du trinken? Wasser oder Saft?". Ihr Kind zeigt auf die Saftflasche. Es antwortet Ihnen, muss aber dazu kein Wort sprechen.

Achten Sie darauf, dass Ihr Kind sprachlich auf die Alternativfrage antworten muss. Lassen Sie beispielsweise die Getränkeflaschen im Kühlschrank stehen. Ihr Kind hat so nicht die Möglichkeit, durch Zeigen zu antworten.

Fragen nach Tätigkeiten (Was macht/machen …?)
- „Was macht die Biene?"
- „Was machen wir jetzt?"
- „Was macht Mama?"

Durch Fragen dieser Art regen Sie Ihr Kind an, mit einem Tätigkeitswort zu antworten und dadurch seinen Verbwortschatz auszubauen. Für ein erst wenig sprechendes Kind ist es wichtig, neben Namenwörtern (Nomen) auch Verben zu lernen, denn diese sind wichtig für das Sprechen von Zweiwortsätzen (z. B. „Ball spielen", „Bild malen" oder „Mama arbeiten").

Offene Fragen
- „Was ist denn hier passiert?"
- „Was spielst du denn da?"
- „Was habt ihr gemacht?"

Diese Art der offen gestellten Fragen regt Ihr Kind zum Erzählen an. Mit Zweiwortsätzen kann es schon von kleinen Erlebnissen berichten, zum Beispiel „Teddy weg" oder „Haus bauen". Vielleicht kombiniert Ihr Kind nun auch schon drei Wörter miteinander („Auto sauber machen").

Weitere Frageformen

Die bisher dargestellten Frageformen sind natürlich längst nicht vollständig. Es gibt eine Vielzahl weiterer Fragen, die manchmal schon sehr komplexe sprachliche Leistungen von Ihrem Kind verlangen. Die Frage „Warum weint der Teddy?" würde ein Erwachsener mit einem Nebensatz beantworten (z. B. „Weil er sich gestoßen hat."). Ihr Kind kann bei einem guten Sprachverständnis diese Frage vielleicht in einer einfacheren Form beantworten mit „Traurig!" oder „Teddy aua!".

Äußerungen erweitern

Anfangs wird Ihr Kind lediglich isolierte Wörter („Mama", „Papa", „auch", „haben", „Ball") sagen, doch sobald es genügend einzelne Wörter versteht und ungefähr 50 Wörter spricht, fängt es an, diese Wörter miteinander zu kombinieren („Mama da", „Ball haben", „Papa auch"). Diese sogenannten „Zweiwortsätze" (s. Kapitel *Die frühe Sprachentwicklung*) sind ein wichtiger Schritt in der Sprachentwicklung Ihres Kindes. Sie signalisieren den Einstieg in den Satzbau und den Beginn der Entwicklung grammatischer Fähigkeiten.

Sollte Ihr Kind schon genügend einzelne Wörter sprechen, können Sie ihm beim nächsten Entwicklungsschritt, der Kombination von Wörtern, helfen.

> Erweitern Sie einzelne Äußerungen Ihres Kindes, indem Sie die Äußerung wiederholen und durch ein passendes Wort ergänzen.

Ihr Kind sitzt im Wohnzimmer und baut einen großen Turm. Begeistert ruft es: „Turm!", und Sie ergänzen: „Ein toller Turm!", „Der Turm ist soooo groß!" oder „Hast du den Turm gebaut?".

Zur Bildung von Sätzen ist es wichtig, dass Ihr Kind verschiedene Wortarten beherrscht. So besteht der Satz „Ich baue einen großen Turm!" unter anderem aus dem Namenwort (Nomen) „Turm", dem Tätigkeitswort (Verb) „bauen" und dem beschreibenden Wort (Adjektiv) „groß".

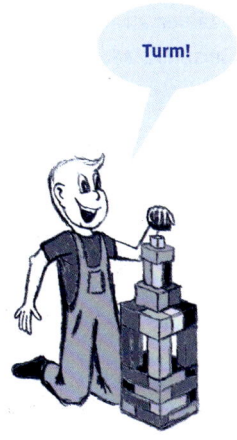

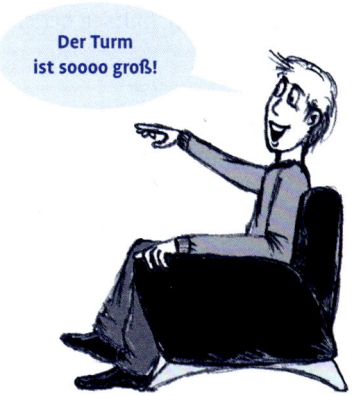

Turm!

Der Turm
ist soooo groß!

Nutzen Sie zur Ergänzung der Äußerungen Ihres Kindes verschiedene Wortarten, zum Beispiel Tätigkeitswörter (Verben) oder beschreibende Wörter (Adjektive).

Sie fahren mit Ihrem Kind im Auto und halten an einer Ampel. Über die Kreuzung fährt ein Bus. Ihr Kind entdeckt diesen und sagt begeistert „Bus!", um Sie darauf hinzuweisen. Sie erweitern diese Äußerung und sagen: „Ja, ein großer Bus!" (Ergänzung durch ein Adjektiv) oder „Der Bus fährt!" (Ergänzung durch ein Verb).

Sie können auch selbst ein einzelnes Wort sagen und dieses dann erweitern („Da, ein Laster! Der Laster fährt."). Wenn Ihr Kind das Wort „Laster" bereits versteht, kann es sich in der zweiten Aussage auf die neu hinzugefügte Information „fährt" konzentrieren und auf diese Weise seinen Wortschatz erweitern.

Korrektives Feedback

Wenn Ihr Kind schon einzelne Wörter und vielleicht auch schon Zweiwortsätze spricht, wird es die Wörter vermutlich noch nicht immer ganz richtig aussprechen. Das ist in einem gewissen Umfang völlig normal. Beispielsweise wird Ihr Kind „Lume" statt „Blume", „Saf" statt „Schaf" oder „Letterling" statt „Schmetterling" sagen.

Wichtig ist, dass Ihr Kind trotz dieser kleinen „Fehler" seine Sprechfreude behält. Reagieren Sie deshalb nicht darauf, indem Sie es verbessern oder zur korrekten Aussprache auffordern (zum Beispiel indem Sie sagen: „Das heißt nicht Letterling, sondern Schmetterling. Sag mal Schmetterling!"). Zeigen Sie Ihrem Kind stattdessen indirekt, wie das Wort korrekt ausgesprochen wird. Diese indirekte Methode nennt sich „korrektives Feedback":

> Wiederholen Sie die Äußerung Ihres Kindes direkt im Anschluss in der richtigen Form. Sie können den falsch ausgesprochenen Teil dabei etwas betonen. Ihr Kind hört so die richtige Wortform, wird aber nicht ständig verbessert und verliert dadurch nicht seine Sprechfreude.

Sie sind mit Ihrem Kind beim Bäcker und kaufen Brot. Ihr Kind entdeckt in der Auslage Kuchen und ruft „Tuchn!". Sie antworten: „Ja, Kuchen! Kuchen kann man hier auch kaufen. Sollen wir Mama ein Stück Kuchen mitbringen?"

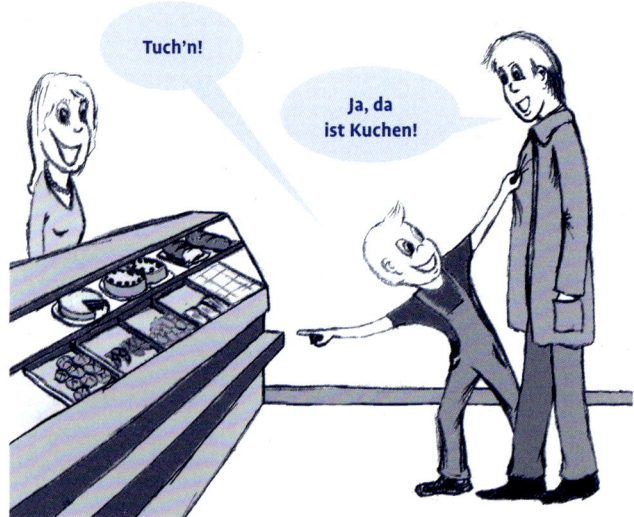

> Die Methode „korrektives Feedback" können Sie natürlich auch dann anwenden, wenn Ihr Kind andere sprachliche „Fehler" macht, zum Beispiel im grammatischen Bereich.

Es ist Sonntag und Sie erwarten Besuch von der Tante Ihres Kindes. Ihr Kind schaut schon aus dem Fenster und wartet. Als das Auto vorfährt, ruft Ihr Kind: „Tina kommen". Sie antworten korrigierend, indem Sie das Verb in die richtige grammatische Form bringen: „Oh, endlich, Tina komm<u>t</u>!".

Bilderbücher

Bilderbücher sind ein gut geeignetes Medium zur sprachlichen Förderung Ihres Kindes. Durch das gemeinsame Anschauen entstehen viele Momente der gemeinsamen Aufmerksamkeit. Außerdem wird ein und dasselbe Bilderbuch häufig betrachtet, sodass Ihr Kind bestimmte Wörter immer wieder hört. Dies wirkt sich förderlich auf das Sprachverstehen Ihres Kindes aus. Zudem sind Bilderbücher praktisch, da sie überallhin mitgenommen werden können. Schöne Bücher für Kleinkinder gibt es z.B. im Tessloff-Verlag (zum Knistern oder Fühlen) oder im Ravensburger Verlag (mit dicken Seiten, ab 18 Monaten zu verschiedenen Themen, z.B. Zoo, Bauernhof, Zu Hause). Weitere Tipps für Bilderbücher finden Sie auch unter www.stiftunglesen.de

Im Folgenden einige Tipps zum Betrachten von Bilderbüchern:

Machen Sie das Anschauen von Bilderbüchern zu einem festen Ritual, beispielsweise vor dem Einschlafen.

Positionieren Sie sich beim Anschauen eines Bilderbuches so, dass Sie mit Ihrem Kind Blickkontakt aufnehmen können. Setzen Sie Ihr Kind z.B. etwas schräg auf Ihren Schoß oder setzen/legen Sie sich nebeneinander auf den Boden.

Kinder finden es viel interessanter, Bücher auf ihre eigene Weise anzuschauen. Sie möchten die Seiten selbst umblättern, schauen einige Seiten ausgiebig an, andere dafür gar nicht. Dies ist völlig in Ordnung! Gehen Sie darauf ein und schauen Sie, für was sich Ihr Kind gerade interessiert.

Viele Bücher sind für Zweijährige noch schwer verständlich, wenn sie vorgelesen werden. Erzählen Sie ruhig mit Ihren eigenen Worten etwas zu den Bildern. So können Sie sich gut auf das Tempo Ihres Kindes einlassen und müssen es nicht beim Umblättern zurückhalten, wenn Sie eine Seite noch gar nicht bis zum Ende vorgelesen haben.

Lassen Sie Ihrem Kind genügend Zeit, damit es selbst etwas zu den Bildern äußern kann.

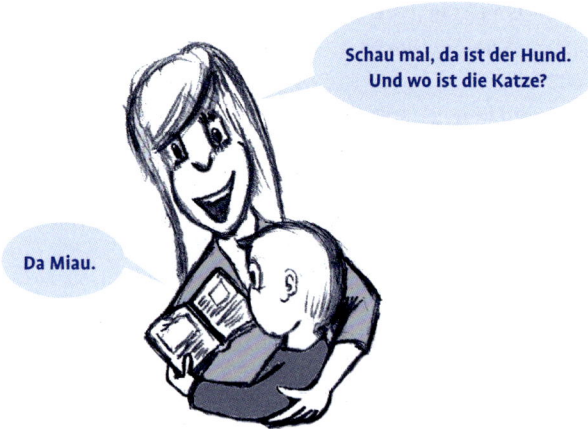

Die folgenden Hinweise sollen Ihnen die Auswahl beim Kauf oder Leihen eines Bilderbuches erleichtern:

Achten Sie darauf, dass die Bücher dicke Seiten haben, damit Ihr Kind sie leichter umblättern kann.

Anfangs eignen sich Bücher, die tatsächlich nur aus Bildern bestehen und noch gar keinen Text haben. Bei Büchern in einem kleinen Format befindet sich zum Teil nur ein Gegenstand auf einer Seite. Vielleicht denken Sie, dass Ihr Kind für diese Art von Büchern schon zu groß ist. Scheuen Sie sich jedoch nicht, auch diese einfachen Bücher mit Ihrem schon zweijährigen Kind anzuschauen!

Achten Sie auf farbige und realistische Bilder, damit Ihr Kind diese gut mit realen Gegenständen in Verbindung bringen kann.

Bei Bilderbüchern mit Text eignen sich besonders solche mit kurzen Reimen und vielen Wiederholungen.

Vielleicht interessiert sich Ihr Kind noch gar nicht für handelsübliche Bilderbücher. In diesem Fall können Sie aus Fotos von Personen, Tieren und Dingen, die Ihr Kind kennt, ein eigenes Buch herstellen.

Sie können als Eltern durch bestimmte sprachliche Strategien positiven Einfluss auf die sprachliche Entwicklung Ihres Kindes nehmen. Grundlegend für das Erlernen von Wörtern sind die Strategien „gemeinsame Aufmerksamkeit" und „fokussierte Benennung". Außerdem sollte jede Kommunikation mit Ihrem Kind ausgeglichene Gesprächsanteile haben. Verschiedene Routinen in Ihrem Alltag oder im Spiel, die Strategie des Zurückhaltens sowie an die Sprachentwicklung Ihres Kindes angepasste Frageformen können die Produktion von Wörtern anregen. Die Strategie „Äußerungen erweitern" eignet sich zur Unterstützung Ihres Kindes beim Übergang von Einwortäußerungen zu Zwei- und Mehrwortäußerungen. Die Methode „korrektives Feedback" können Sie anwenden, wenn die Wörter von Ihrem Kind noch nicht richtig ausgesprochen werden oder längere Äußerungen noch fehlerhaft sind. Eine gute Möglichkeit zur sprachlichen Förderung Ihres Kindes ist neben alltäglichen Situationen und dem Spiel das Anschauen von Bilderbüchern.

Mithilfe der in diesem Kapitel dargestellten Strategien können Sie nun bewusster die Sprachentwicklung Ihres Kindes fördern. Wichtig im Umgang mit Ihrem Kind ist jedoch, dass Sie sich selbst und Ihr Kind nicht unter Druck setzen, sondern die sprachlichen Strategien wie „nebenbei" einsetzen. Sollte Ihnen dies schwerfallen, weil Sie sich z. B. große Sorgen machen und dies den unbeschwerten Umgang mit Ihrem Kind erschwert, suchen Sie sich Rat bei Fachpersonen (s. Kapitel *Adressen und Links*).

Welche sprachtherapeutischen Frühinterventionen für Late Talker möglich sind, lesen Sie im folgenden Kapitel.

| Sprachtherapeutische Frühintervention für Late Talker

Noch bis vor wenigen Jahren war die gängige Meinung, dass der Spracherwerb erst beginnt, wenn ein Kind seine ersten Wörter und Sätze spricht. Ebenfalls wurde empfohlen, mit einer Sprachtherapie in der Regel erst ab dem vierten Geburtstag eines Kindes zu beginnen. Diese Meinungen entsprechen nicht mehr dem aktuellen Stand der Forschung. Die aktuelle S3-Leitlinie zur Therapie von Sprachentwicklungsstörungen (Registernummer 049-015, abrufbar unter www.awmf.org) enthält folgende Empfehlungen:

„Late Talker tragen ein hohes Risiko für eine spätere Sprachentwicklungsstörung oder zumindest bleibender sprachlicher Schwächen. Daher sollte bei Feststellung einer Auffälligkeit (unterdurchschnittlicher Wortschatz, Fehlen von Zweiwortkombinationen) die Sprachentwicklung dieser Kinder innerhalb von 3 Monaten nach dem Feststellen der Auffälligkeit, spätestens aber bis zum 27. Lebensmonat, eingehend beobachtet werden.

Da nur etwa ein Drittel der Kinder mit Sprachentwicklungsverzögerung seine Defizite bis zum dritten Geburtstag aufholt, während sich bei etwa einem Drittel Sprachentwicklungsstörungen und bei einem weiteren Drittel Sprachschwächen zeigen, sollten Interventionen im dritten Lebensjahr zum Einsatz kommen.

Ein strukturiertes Elterntraining (z. B. das Heidelberger Elterntraining) für Eltern von Late Talkern im dritten Lebensjahr kann positive Auswirkungen auf die weitere Sprachentwicklung der Kinder haben. Die sprachlichen Fähigkeiten von Kindern, deren Eltern an einem Elterntraining teilgenommen haben, sind kurzfristig besser als bei Kindern von Eltern ohne Anleitung. Zu langfristigen Effekten ist die Studienlage uneinheitlich.
Eine Wirksamkeit ist vor allem bei Kindern mit altersgemäßen Sprachverständnisleistungen zu erwarten. Bei Kindern mit vor allem expressiver Sprachentwicklungsverzögerung soll somit zunächst ein Elterntraining mit anschließender weiterer Beobachtung und Diagnostik der Sprachfähigkeiten des Kindes erfolgen.

Eine kindzentrierte Frühintervention (Sprachtherapie) im dritten Lebensjahr wurde als wirksam nachgewiesen. Sie sollte unter folgenden Bedingungen angeboten werden:

a) wenn sich bei Kindern mit vor allem expressiven Sprachentwicklungsverzögerungen nach einer elternzentrierten Intervention keine eindeutigen Verbesserungen zeigen,

b) wenn das Kind zusätzliche rezeptive Defizite (Sprachverständnis) hat, da die Wirksamkeit von elternzentrierten Interventionen bei Kindern mit rezeptiven Schwierigkeiten der Studienlage zufolge geringer ist als bei Kindern mit expressiven Schwierigkeiten,
c) wenn weitere Risikofaktoren vorliegen (z. B. familiäre Disposition für Sprachstörungen, geringer elterlicher Bildungsgrad, schwache nonverbal-kognitive Fähigkeiten)."

Der Spracherwerb beginnt bereits vor der Geburt, wie Sie auch im Kapitel *Die frühe Sprachentwicklung* nachlesen können. Und der späte Sprechbeginn ist bei manchen Kindern ein frühes Symptom einer Sprachentwicklungsstörung. Bei diesen Kindern trägt eine frühe Intervention dazu bei, den Verlauf der Sprachentwicklungsstörung abzumildern.

Zusammenfassend lauten die Empfehlungen wie folgt: Falls ein zweijähriges Kind noch nicht spricht, soll zunächst ein Elterntraining angeboten werden. Falls dieses nicht ausreicht oder weitere Risikofaktoren vorliegen, sollte eine sprachtherapeutische Frühintervention/Sprachtherapie erfolgen. Eine Frühintervention kann eine Sprachentwicklungsstörung nicht verhindern, aber den Schweregrad erheblich vermindern.

Um eine Übertherapie bei Late Bloomern – das heißt bei den Kindern, die selbstständig den Rückstand in der Sprachentwicklung aufholen – zu vermeiden, ist es also sinnvoll, nicht pauschal für alle Late Talker eine Frühintervention anzubieten. Notwendig ist eine sprachtherapeutische Frühintervention für die Late Talker, die besonders gefährdet sind, eine Sprachentwicklungsstörung auszubilden. Dies trifft auf ungefähr ein bis zwei Drittel der Late Talker zu, also auf ungefähr 3 % bis 10 % aller Zweijährigen.

Die erste Ansprechperson für eine sprachtherapeutische Frühintervention bei einem Late Talker ist immer Ihre Kinderärztin oder Ihr Kinderarzt. Sie/Er kennt die allgemeine Entwicklung Ihres Kindes. Eventuell fragt sie/er Sie nochmals genauer nach der Sprachentwicklung oder händigt Ihnen einen Elternfragebogen aus, um den Wortschatzumfang Ihres Kindes genau zu ermitteln.
Dann wenden Sie sich an eine sprachtherapeutische Praxis in Ihrer Nähe. Fragen Sie auf jeden Fall nach, ob die Mitarbeiter:innen der Praxis in der sprachtherapeutischen Frühintervention geschult sind. Zurzeit haben noch nicht alle Therapeut:innen Erfahrung in Diagnostik und Therapie mit Kleinkindern und in der Elternberatung bei spätem Sprechbeginn.

Wenn Ihr Kind im Alter von zwei Jahren weniger als 50 Wörter spricht und somit zur Gruppe der Late Talker gehört, zögern Sie nicht, sich fachkundige Beratung einzuholen, um dort zu erfahren, ob für Ihr Kind eine sprachtherapeutische Frühintervention sinnvoll ist und wenn ja, welche Form.

Zur Frühintervention gehört zunächst eine sprachliche Diagnostik mit einer anschließenden Beratung. Eine genaue Diagnostik der allgemeinen und sprachlichen Entwicklung sowie die anschließende Beratung können Ihnen die Sorge um die Sprachentwicklung Ihres Kindes nehmen oder verringern.

Wie läuft eine Sprachdiagnostik ab?

Wichtig für die Beurteilung der sprachlichen Prognose bei einem Late Talker sind das allgemeine Kommunikationsverhalten, das Spielverhalten, das Sprachverstehen und natürlich der aktive Sprachgebrauch.

Kommunikationsverhalten

Mit Kommunikationsverhalten sind alle diejenigen Verhaltensweisen gemeint, die zur gegenseitigen Verständigung auch ohne Worte dienen. Bei kleinen Kindern sind hier besonders wichtig der Blickkontakt, Gesten und die Fähigkeit, sich im Dialog abzuwechseln. Kleine Kinder können zwar noch nicht mit Worten, häufig aber schon mit Lauten oder auch mit Gestik und Mimik sehr deutlich machen, wie ihre Antwort oder ihr Redebeitrag lautet.

Kindliches Kommunikationsverhalten
- Folgt Ihr Kind dem Blick des Gesprächspartners (gemeinsame Aufmerksamkeit)?
- Schaut das Kind auf einen Gegenstand, auf den gezeigt wird (gemeinsame Aufmerksamkeit)?
- Schaut Ihr Kind abwechselnd einen interessanten Gegenstand und dann den Gesprächspartner an (Triangulierung)?
- Macht Ihr Kind z. B. durch Gesten deutlich, wenn es etwas haben möchte (deiktische proto-imperative Geste, intentionale Kommunikation)?
- Zeigt Ihr Kind auf Gegenstände, damit diese beachtet werden (deiktische proto-deklarative Geste, intentionale Kommunikation)?
- Beteiligt sich Ihr Kind aktiv an der Kommunikation (Sprecherwechsel)?

Grundlegende kommunikative Kompetenzen sind Voraussetzung für den späteren Spracherwerb. Bei Kindern mit Auffälligkeiten in der nonverbalen Kommunikation sollte eine besonders gründliche Diagnostik durchgeführt werden, um umfassende und tief greifende Entwicklungsstörungen auszuschließen.

Für eine gute Beratung ist es auch wichtig, dass sich die Therapeutin/der Therapeut ein objektives Bild darüber macht, wie Sie mit Ihrem Kind kommunizieren. Nur so können Sie Ratschläge erhalten, wie Sie Ihre Verhaltensweisen optimal an den Entwicklungsstand Ihres Kindes anpassen. Es geht also nicht darum, ob Sie ein gutes oder schlechtes Sprachvorbild sind für Ihr Kind. Vielmehr geht es darum, dass Sie als Sprachvorbild sich noch förderlicher und ganz passgenau in Bezug auf die Bedürfnisse Ihres spät sprechenden Kindes verhalten.

Kommunikationsverhalten der Bezugspersonen eines Late Talkers
- Folgen die Bezugspersonen der kindlichen Aufmerksamkeit?
- Machen die Bezugspersonen genügend Pausen, um ausreichend Raum für den Dialogbeitrag zu geben?
- Regen die Bezugspersonen zur Kommunikation an?
- Entsprechen die Wörter und Sätze dem Sprachverständnisniveau des Kindes?

Symbolische Fähigkeiten
Im Spielverhalten des Kindes drückt sich aus, wie es seine Umgebung wahrnimmt. Als Voraussetzung für den Spracherwerb sind insbesondere Vorstellungsfähigkeiten und symbolische Fähigkeiten wichtig, die sowohl im Spiel als auch in der Sprache beobachtet werden können. Die Entstehung der symbolischen Fähigkeiten wurde im Kapitel *Die frühe Sprachentwicklung* beschrieben. Im Spiel lässt sich beurteilen, ob Ihr Kind ausreichende symbolische Fähigkeiten für den Spracherwerb besitzt.

Symbolspiel und symbolische Gesten
- Nutzt das Kind symbolische Handlungen in Bezug auf die eigene Person, trinkt es z. B. aus einer leeren Spielzeugtasse (autosymbolisches Spiel)?
- Bezieht das Kind andere „Personen" mit in sein Symbolspiel ein, bringt es z. B. den Teddy ins Bettchen (dezentriertes Symbolspiel)?
- Kombiniert das Kind mehrere symbolische Handlungen, füttert es z. B. erst den Teddy und bringt ihn dann ins Bettchen (sequenzielles Symbolspiel)?

- Nickt das Kind für „Ja" oder winkt es für „Hallo" oder „Tschüss" (symbolische sozial-konventionelle Geste)?
- Nutzt das Kind weitere Gesten, um sich nonverbal verständlich zu machen, wie z. B. „die Hand zum Mund führen" für „trinken" (symbolische ikonische Geste)?

Ausgeprägte symbolische Fähigkeiten sind bei Late Bloomern häufiger als bei Kindern, die später eine Sprachentwicklungsstörung zeigen.

Sprachverstehen

Das Sprachverstehen und besonders der passive Wortschatz sind wichtige Faktoren, um die Prognose eines Late Talkers zu beurteilen. Das Sprachverstehen ist nicht leicht im Alltag oder im Spiel beobachtbar. Für eine Einschätzung der Fähigkeiten im Wort- und Satzverstehen sind strukturierte Testsituationen nötig. In der Regel sieht eine Testsituation so aus, dass das Kind ein Wort hört und den passenden Gegenstand aus vier weiteren Gegenständen heraussucht oder zeigt. Es kann sich hierbei um reale Gegenstände, Spielgegenstände oder Abbildungen handeln. Ein bekannter, leicht durchzuführender und trotzdem aussagekräftiger Test zur Untersuchung des Wortverstehens bei Zweijährigen ist der Sprachentwicklungstest für zweijährige Kinder (SETK-2) von Grimm (2016).

Ein gutes Wortverstehen deutet auf eine gute Prognose hin. Das Wortverstehen ist im Alltag nicht beobachtbar. Um die Fähigkeit zum genauen Verstehen einzelner Wörter zu messen, muss ein Sprachtest durchgeführt werden.

Sprachproduktion

Den Wortschatzumfang eines Late Talkers lässt sich über Elternfragebögen ermitteln, bei denen Sie ankreuzen, welche Wörter Ihr Kind bereits spricht.

Zusätzlich zum Wortschatzumfang beurteilt die Therapeutin/der Therapeut auch, ob Ihr Kind erst wenige oder bereits viele unterschiedliche Laute spricht und ob es eher einfache oder eher komplexe Silben benutzt.

- Produziert das Kind mindestens fünf unterschiedliche Konsonanten wie z. B. m, b, p, d, t, n, w, f oder l?
- Produziert das Kind offene Silben aus einem Konsonanten und einem Vokal wie z. B. *dada*?

- Produziert das Kind geschlossene Silben aus einem Konsonanten, einem Vokal und einem Konsonanten wie z. B. *tat*?
- Produziert das Kind Silben mit mindestens zwei unterschiedlichen Konsonanten wie z. B. *map*?

Ein eher großes Lautinventar und die Produktion komplexer Silben sprechen für eine eher günstige Prognose.

Was ist wichtig in einer Elternberatung?

Sie, die Eltern, sind die Expert:innen für Ihr Kind. Sprachtherapeut:innen bzw. Logopäd:innen sind Expert:innen für Sprachentwicklung. Im gemeinsamen Gespräch sollten sich beide Blickwinkel zugunsten des Kindes gut zusammenfügen. Geben Sie also Rückmeldung, wenn Sie mit Informationen oder Ratschlägen nicht einverstanden sind. Fragen Sie nach, wenn Sie etwas nicht verstehen.

Das erste Beratungsgespräch im Anschluss an die Sprachdiagnostik dient der Information. Dieses Gespräch kann direkt im Anschluss an die sprachliche Untersuchung Ihres Kindes stattfinden oder an einem separaten Termin. Im Idealfall sollte das Gespräch so organisiert sein, dass Ihr Kind nicht anwesend ist und auch keine Geschwisterkinder anwesend sind.

Schon vor dem ersten Termin notieren Sie am besten alle Fragen, die Sie bewegen. Das sind häufig ganz persönliche Fragen („Kann es sein, dass …?"). Allgemein sollten im Beratungsgespräch folgende Fragen angesprochen werden:

Anamnese:
- Wie verlief die Entwicklung des Kindes in den ersten beiden Lebensjahren?
- Hatte das Kind häufig Mittelohrentzündungen? Wenn ja, wie oft und eher einseitig oder beidseitig?
- Wurden Ohrergüsse entdeckt? Wurden Paukenröhrchen gelegt?
- Machen Sie sich eher nur Gedanken oder eher große Sorgen um die Sprachentwicklung Ihres Kindes?

Nach der sprachlichen Untersuchung sollte Ihnen die Therapeutin/der Therapeut Auskünfte zu folgenden Fragen geben:

Diagnose:
- Ist das Kommunikationsverhalten des Kindes altersgerecht?
- Ist das Spielverhalten des Kindes altersgerecht?
- Verfügt das Kind über einen altersgerechten passiven Wortschatz und eventuell sogar auch schon über ein altersgerechtes Satzverstehen?
- Sind die lautlichen Fähigkeiten (Betonung, Silbenaufbau, Lautinventar) ausreichend?
- Wie groß ist der Wortschatzumfang des Kindes?

Gemeinsam mit der Therapeutin/dem Therapeuten entscheiden Sie dann, welche Form der Frühintervention für Ihr Kind die richtige ist.

Das folgende Flussdiagramm soll die Entscheidungsfindung für eine Form der Frühintervention verdeutlichen. Es handelt sich um eine Aktualisierung des Dortmunder Konzepts für Familien mit Late Talkern, das an der Technischen Universität Dortmund in langjähriger Forschungs- und Praxistätigkeit entwickelt und erprobt wurde.

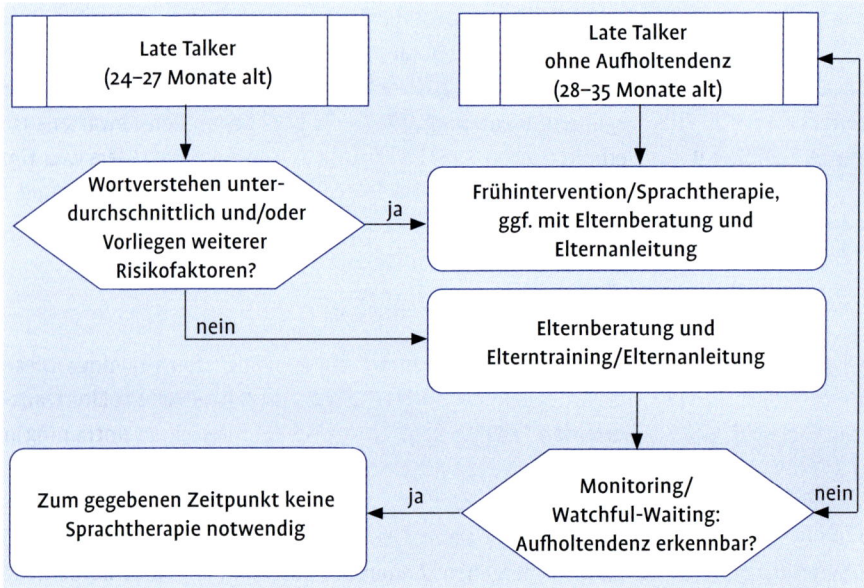

Abb. 2: Dortmunder Konzept zur Diagnostik und Beratung für Familien mit Late Talkern (vgl. Hecking & Schlesiger, 2010, S. 13), aktualisiert nach der S3-Leitlinie zur Therapie von Sprachentwicklungsstörungen (Registernummer 049-015, abrufbar unter www.awmf.org)

Late Talker, die auch im Verstehen von Wörtern, also im passiven Wortschatz, Schwierigkeiten haben, sind besonders gefährdet, eine Sprachentwicklungsstörung auszubilden. Diese Late Talker (der sogenannten rezeptiv-expressiven Subgruppe) zeigen häufig auch nur wenig symbolisches Spiel („so tun als ob"). Der präventive Effekt einer frühen Sprachtherapie ist für diese Kinder besonders groß. Aufgrund des hohen Risikos für eine Sprachentwicklungsstörung und der zu erwartenden relativ großen sprachlichen Fortschritte in der Therapie sollten diese Late Talker an einer therapeutenbasierten Frühintervention, also einer frühen Sprachtherapie, teilnehmen. Eine solche frühe Sprachtherapie beinhaltet immer auch die Elterninformation und ggf. auch Elternanleitung und Elternberatung.

In den folgenden Abschnitten sind alle weiteren Formen der Sprachförderung und sprachtherapeutischen Frühintervention für Late Talker genauer beschrieben.

Monitoring/Beobachtendes Abwarten – Watchful Waiting

Beobachtendes Abwarten oder auf Englisch „Watchful Waiting" bedeutet nicht, einfach zu warten, bis sich die sprachlichen Defizite des Kindes auswachsen. Vielmehr bedeutet beobachtendes Abwarten, dass die Sprachentwicklung des Late-Talker-Kindes in regelmäßigen Abständen von maximal drei Monaten überprüft wird. Bestätigt sich der Verdacht auf eine Sprachentwicklungsstörung, so sollte eine Sprachtherapie ohne weitere zeitliche Verzögerung beginnen. Während der Zeit des beobachtenden Abwartens ist ein sprachförderliches Verhalten gegenüber Ihrem Late-Talker-Kind besonders wichtig. Lesen Sie hierzu auch die Ratschläge im Kapitel *Sprachförderliches Verhalten im Alltag*.

Elterntraining zur frühen Sprachförderung

Eine weitere Möglichkeit sind sogenannte Elternanleitungen oder Elterntrainings. Diese werden idealerweise in der Gruppe durchgeführt. So können sich betroffene Eltern austauschen und voneinander lernen. Ist aus organisatorischen Gründen ein Elterntraining in der Gruppe nicht möglich, so kann dieses auch einzeln durchgeführt werden. Inhalt eines solchen Elterntrainings ist das sprachförderliche Verhalten gegenüber dem Late-Talker-Kind. Die Verhaltensweisen werden in Videos und Rollenspielen anschaulich dargestellt und überprüft, sodass Sie als Eltern sichergehen können, das bestmögliche sprachförderliche Verhalten gegenüber Ihrem Kind in den Alltag einzubauen. Bekannte Programme für die Elternanleitung sind das „Heidelberger Elterntraining zur frühen Sprachförderung" und „Schritte in den Dialog". Im „Heidelberger Elterntraining" erhalten die Eltern an mehreren Gruppenabenden mit Videoillustrationen und Kleingruppenarbeit die Gelegenheit, sprachförderliches Verhalten im Alltag zu erlernen, z. B. beim Bilderbuchanschauen, bei Kinderliedern und -reimen oder im gemeinsamen Spiel. Im Elterntraining „Schritte in den Dialog" wird anhand von Beobachtung, direkter Anwendung, Rollenspielen und Videoarbeit sprachförderliches Verhalten, wie z. b. gemeinsame Aufmerksamkeit herstellen und das richtige Wort zur richtigen Zeit zu sagen, direkt mit dem Kind geübt. Belege für die Wirksamkeit von Elterntrainings liegen vor. Kinder von geschulten Eltern entwickeln sich nach dem Elterntraining sprachlich besser, und die Eltern zeigen sich zufrieden mit dem durchgeführten Elterntraining.

Sprachtherapie für Late Talker

Einige Late Talker benötigen eine direkte Sprachtherapie. Für Late Talker, die im Alter von zwei Jahren ein wenig ausgereiftes Spielverhalten und einen geringen passiven Wortschatz haben, empfiehlt sich bereits früh nach dem zweiten Geburtstag eine Sprachtherapie, z. B. nach dem Konzept von Zollinger oder nach dem Late-Talker-Therapiekonzept von Schlesiger. Auch Late Talker, die zwischen zwei und zweieinhalb Jahren keine ausreichende Aufholtendenz zeigen, können von einer frühen Sprachtherapie mit zwei Jahren profitieren. Die Inhalte der Sprachtherapie werden individuell an die Bedürfnisse und Interessen sowie den Entwicklungsstand des Kindes angepasst. Wissenschaftlich belegt ist, dass sich eine frühe kindzentrierte Sprachtherapie positiv auswirkt auf die Sprachentwicklung von Late Talkern. Die Therapiedurchführung wird von den Eltern positiv bewertet. In der Therapie wird der natürliche Spracherwerb des Kindes spielerisch unterstützt. Alltagsrelevante Wörter präsentiert die Therapeutin/der Therapeut unter Beachtung bestimmter sprachtherapeutischer Methoden. So fällt dem Late-Talker-Kind das frühe Wortlernen leichter. Das Ziel der sprachtherapeutischen Frühintervention ist erreicht, wenn das Kind kleine Sätze spricht. In der Regel erreichen alle Late Talker diese Phase nach vier bis sechs Monaten. Danach wird für jedes Kind wieder individuell entschieden, ob die Therapie mit anderen Schwerpunkten, wie z. B. Aussprache oder Grammatik, fortgeführt wird oder ob die Therapie zunächst pausiert.

Sprachförderung für Zweijährige in der Kinderkrippe und im Kindergarten

Auch der Besuch einer Kinderkrippe oder eines Kindergartens oder die nicht-elterliche Betreuung durch Familienangehörige, eine Tagesmutter/einen Tagesvater oder ein Au-pair haben einen Einfluss auf die Sprachentwicklung von Kleinkindern. Dies gilt besonders dann, wenn die Kinder für mehr als 20 Stunden in der Woche in der nicht-elterlichen Betreuung bleiben. Positiv auf die Sprachentwicklung wirken sich zum einen strukturelle Merkmale der Betreuung aus. Eine kleine Gruppe sowie durch Ausbildung/Studium und Weiterbildung fachlich qualifizierte pädagogische Fachkräfte haben einen positiven Einfluss auf die sprachliche Entwicklung von Kindern bis ins Schulalter. Neben der Strukturqualität ist aber insbesondere die Prozessqualität ausschlaggebend für eine gute Förderung der Kinder. Die Prozessqualität ist ein Maß dafür, ob die Kinder in der Betreuung kindgerechte, altersangemessene und entwicklungsfördernde Interaktionen erleben. Für die Sprachentwicklung sind die Kommunikation und das sprachliche Verhalten ausschlaggebend. Robertson und Ellis Weismer (1999) konnten zeigen, dass sich eine Sprachförderung in Kleingruppen positiv auf die Wortschatzentwicklung bei Late Talkern auswirkt. Bestimmte Themen und sich wiederholende Aktivitäten strukturierten die Interaktionen. Die Themen änderten sich alle ein bis zwei Wochen. Die gezielte Herstellung von Möglichkeiten zur sprachlichen Interaktion sowie passendes und positives Feedback für die Kinder stärkten die Kommunikationsentwicklung der Late Talker. Die Sprachtherapeutin, die die Kleingruppenförderung durchführte, wandte gezielte Methoden an in Bezug auf die Kontrolle der Sprechgeschwindigkeit, der Betonung und der Wortstellung im Satz. Verschiedene Modellierungsmethoden wie Expansionen und Umformulierungen wurden für den Wortschatzaufbau eingesetzt. Die Gruppenförderung fand in einem Zeitrahmen von 12 Wochen zweimal wöchentlich mit vier Late-Talker-Kindern pro Gruppe statt. Die geförderten Kinder hatten nach der Intervention einen größeren Wortschatz und bessere soziale Fähigkeiten.

Wenn Sie sich um die Sprachentwicklung Ihres Kindes Sorgen machen, ist zunächst eine unverbindliche Beratung empfehlenswert. Im Kindergarten, der Kinderkrippe oder auch in anderen Betreuungsarrangements können ein alltagsintegriertes sprachförderliches Verhalten der pädagogischen Fachkräfte und eine gezielte Sprachförderung in Kleingruppen auch bei Zweijährigen den Wortschatzerwerb fördern. Eine Sprachförderung kann eine Therapie begleitend unterstützen, jedoch nicht ersetzen. Gemeinsam mit der Kinderärztin/dem Kinderarzt oder der Sprachtherapeutin/dem Sprachtherapeuten ist die Entscheidung zu treffen, ob eine genaue Diagnostik durchgeführt wird, ob die Sprachentwicklung Ihres Kindes regelmäßig kontrolliert wird (Monitoring/Watchful Waiting), ob Sie an einem Elterntraining oder mit Ihrem Kind an einer Sprachtherapie teilnehmen.

Adressen, Links und Literatur, die Ihnen weiterhelfen, finden Sie im folgenden Kapitel.

| Links und weitere Informationen

Diagnostik

- **Hals-Nasen-Ohren-Heilkunde**
  Deutscher Berufsverband der Hals-Nasen-Ohrenärzte
  www.hno-aerzte-im-netz.de

- **Kinder- und Jugendmedizin/Pädiatrie**
  Deutscher Bundesverband der Kinder- und Jugendärzte
  www.kinderaerzte-im-netz.de

- **Pädaudiologie**
  Deutsche Gesellschaft für Phoniatrie und Pädaudiologie
  www.dgpp.de

Frühintervention/Sprachtherapie/Logopädie

- **Logopädie**
  Deutscher Bundesverband für Logopädie
  www.dbl-ev.de

- **Sprachheilpädagogik**
  Deutsche Gesellschaft für Sprachheilpädagogik
  www.dgs-ev.de

- **Sprachtherapie**
  Deutscher Bundesverband der akademischen Sprachtherapeuten
  www.dbs-ev.de

| Literatur

Buschmann, Anke (2009). Heidelberger Elterntraining zur frühen Sprachförderung. Trainermanual. München: Elsevier

Fox, Annette; Groos, Inula & Schauß-Golecki, Kerstin (2015). Kindliche Aussprachestörungen. Ein Ratgeber für Eltern, Erzieher, Therapeuten und Ärzte. 3. Aufl., Idstein: Schulz-Kirchner

Geries, Kristina C. M. (2012). Lese-Rechtschreibstörungen (LRS). Ein Ratgeber für Eltern und pädagogische Berufe. 3., überarb. Aufl., Idstein: Schulz-Kirchner

Grimm, Hannelore (2016). SETK-2: Sprachentwicklungstest für zweijährige Kinder. Diagnose rezeptiver und produktiver Sprachverarbeitungsfähigkeiten. 2., überarb. und neu normierte Aufl., Göttingen: Hogrefe

Hecking, Mascha & Schlesiger, Claudia (2010). Late Bloomer oder Sprachentwicklungsstörung? Diagnostik und Beratung für Familien mit Late Talkern nach dem Dortmunder Konzept. Forum Logopädie, 24 (1), 6-15

Krenz, Sandra & Schlesiger, Claudia (2010). Was wünschen sich Eltern von Late Talkern? Sorgen, Bedürfnisse und Zufriedenheit mit einer sprachtherapeutischen Frühintervention, 175-182. In: Fronzeck, Gabriele (Hrsg.) Zur Sprache bringen – Disziplinen im Dialog. 29. Bundeskongress der Deutschen Gesellschaft für Sprachheilpädagogik. Hamm: Wilke

Möller, Delia & Spreen-Rauscher, Maria (2009). Frühe Sprachintervention mit Eltern. Schritte in den Dialog. Stuttgart: Thieme

Mühlhaus, Melanie & Schlesiger, Claudia (2009). ANBOKI – Anamnesebogen für kleine Kinder. In: Schlesiger, Claudia (2009). Sprachtherapeutische Frühintervention für Late Talkers. Eine randomisierte und kontrollierte Studie zur Effektivität eines direkten und kindzentrierten Konzeptes. Idstein: Schulz-Kirchner

Robertson, Shari Brand & Ellis Weismer, Susan (1999). Effects of treatment on linguistic and social skills in toddlers with delayed language devolopment. Journal of Speech, Language, and Hearing Research, 42, 1234-1248

Schlesiger, Claudia (2009). Sprachtherapeutische Frühintervention für Late Talker. Eine randomisierte und kontrollierte Studie zur Überprüfung eines direkten und kindzentrierten Konzeptes. Idstein: Schulz-Kirchner

Zollinger, Barbara (1995): Die Entdeckung der Sprache. Bern: Haupt